JN093931

ミッフィーの早引き
栄養の基本
ハンドブック

2020年 最新改訂版

監修

中村丁次
神奈川県立保健福祉大学学長

足立香代子
東京高輪病院名誉栄養管理室長

川島由起子
長野県立大学健康発達学部食健康学科教授

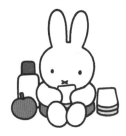

X-Knowledge

監修者プロフィール

中村 丁次(なかむら・ていじ)

神奈川県立保健福祉大学学長。日本栄養士会
代表理事会長。管理栄養士。医学博士。徳島
大学医学部栄養学科卒。東京大学医学部研究
生として医学博士号取得。聖マリアンナ医科大
学病院栄養部長を経て、2003年より神奈川県
立保健福祉大学保健福祉学部栄養学科教授、
2011年より同大学学長。日本臨床栄養学会理
事。日本静脈経腸栄養学会評議員。

足立 香代子(あだち・かよこ)

東京高輪病院名誉栄養管理室長。一般社団
法人臨床栄養実践協会理事長。管理栄養士。
中京短期大学家政学科食物栄養学専攻卒。
北青山病院栄養科長を経て、1985年よりせん
ぽ東京高輪病院(現・東京高輪病院)栄養管理室
長を経て現在に至る。日本臨床栄養学会理事。
日本静脈経腸栄養学会名誉会員。

川島 由起子(かわしま・ゆきこ)

長野県立大学健康発達学部食健康学科教授。
管理栄養士。栄養学博士。女子栄養大学栄
養学部卒。聖マリアンナ医科大学病院栄養部
勤務後、1997年より女子栄養大学栄養学部専
任講師を経て同大学栄養学部准教授、臨床栄
養学担当。2003年より聖マリアンナ医科大学病
院栄養部長。2019年より現職。日本臨床栄養
学会理事。日本静脈経腸栄養学会評議員。

編集協力・DTP	桂樹社グループ
装幀	松田行正＋梶原結実
本文デザイン	松田行正＋山田知子

　2011年3月の大震災の被災地で、救援活動を行った看護師や管理栄養士・栄養士の皆さんは、地元住民の人たちの栄養状態を良好に保つことがいかに大切であるかを、あらためて痛感したに違いありません。

　医療の現場においては、傷病者の栄養状態を改善することが治癒の促進、ひいては早期退院につながることは周知の事実となっています。日本で1990年代末に始まった栄養サポートチーム (NST) の活動も、いまや多くの病院に広がり、2010年には診療報酬として認められました。

　NSTのみならず、チーム医療が当たり前の時代になりつつある現在、その一員として働くには、栄養に関する知識は欠かせません。

　本書は、看護師や管理栄養士・栄養士はもとより、PT、OT、薬剤師など、広くコメディカルの人たちのために、臨床栄養の基本をコンパクトにまとめたポケット版の事典です。栄養アセスメント、食事療法、経腸栄養、経静脈栄養などの要点を余すところなく記載しました。

　チーム医療の促進のために、必携の書として多くの人に活用されれば、監修者としてこれ以上の喜びはありません。

監修者を代表して　中村　丁次

編集協力

廣瀬 京子　　聖マリアンナ医科大学横浜市西部病院看護部看護師長

森 みさ子　　聖マリアンナ医科大学横浜市西部病院看護部看護師長・
　　　　　　　NST専門療法士

執筆者一覧（50音順）

伊藤 彩香　　聖マリアンナ医科大学病院栄養部

伊藤 美穂子　岩手県立中部病院栄養管理科長

大沼 喜恵子　聖マリアンナ医科大学横浜市西部病院看護部*

柿崎 祥子　　せんぽ東京高輪病院栄養管理室*

門脇 敦子　　仙台オープン病院診療支援部栄養管理室

金子 真由美　聖マリアンナ医科大学横浜市西部病院救命救急センター*

川端 千壽　　聖マリアンナ医科大学横浜市西部病院救命救急センター*

北山 富士子　福井大学医学部附属病院栄養部栄養管理部門長

斎藤 恵子　　東京医科歯科大学医学部附属病院臨床栄養部副部長

柴田 みち　　聖マリアンナ医科大学病院栄養部部長

清水 朋子　　聖マリアンナ医科大学横浜市西部病院栄養部副部長

薗田 勝　　　共立女子大学家政学部生活科学科教授*

高村 晴美　　せんぽ東京高輪病院栄養管理室*

田中 弥生　　関東学院大学栄養学部管理栄養学科教授

寺本 房子　　川崎医療福祉大学医療技術学部臨床栄養学科特任教授

徳永 圭子　　せんぽ東京高輪病院栄養管理室*

利光 久美子　愛媛大学医学部附属病院栄養部部長

戸田 和正　　文教大学健康栄養学部管理栄養学科教授

外山 健二　　奈良女子大学生活環境学部食物栄養学科特任教授

鳥井 隆志　　兵庫県立こども病院栄養管理部栄養管理課

西井 大輔　　玄々堂君津病院栄養科長

藤井 映子　　甲南女子大学医療栄養学部医療栄養学科准教授

水野 文夫　　城西大学薬学部医療栄養学科准教授

宮下 実　　　聖マリアンナ医科大学川崎市立多摩病院栄養部副部長

安井 洋子　　大阪大学医学部附属病院栄養マネジメント部副部長

結城 恵真　　聖マリアンナ医科大学横浜市西部病院看護部*

吉内 佐和子　関西医科大学附属病院栄養管理部

脇﨑 佑里　　聖マリアンナ医科大学横浜市西部病院看護部*

*執筆当時（2012年）の所属先。

第3章　症状別の栄養管理

第4章　疾患別の栄養管理

第5章　栄養素の体内動態

第6章　栄養素の基礎知識

付録 **日本人の食事摂取基準**
2020年版

第**1**章

栄養アセスメント

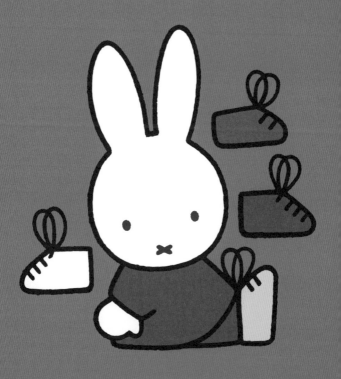

看護師の視点から

看護職からみた栄養情報の捉え方

🦆 看護師と患者情報

» 患者の栄養情報は、主観的アセスメント (SGA：subjective global assessment) と客観的アセスメント (ODA：objective data assessment) に分けられ、栄養スクリーニングのための患者のSGA情報取得において看護職には次のような特徴がある。

　① 交替勤務による連続するベッドサイドケアにより、どの職種よりも長い時間、患者に接することができる。

　② 健康に対して、3つの側面 (身体・精神・社会) から理解し、知ることができる。

» このような特徴を備えた看護師の情報は、経過を含めた詳細な情報（「昨日より…」「前回入院時より…」）であり、情報量が豊富で身体面だけに偏らないという利点がある。

🦆 SGA と ODA の評価項目

» SGA と ODA の評価項目を表で示す。SGAの患者記録は、看護師がしっかりと把握し、他職種と共有する。

🦆 観察のポイント

» 体重は食事や排泄により変化が出るので、毎回、同じ時間帯に測定する。声の張りや、表情、姿勢などの変化を見逃さずに記録に残す。また、食欲低下の原因が内服に関連す

るXこともあるXので、薬剤師とも連携を図る。

SGA項目

（結城恵真・脇崎佑里）

患者記録

項目	問診や病歴より聴取
体重の変化	いつくらいからか
食事摂取量の変化	食欲・偏食の有無
義歯の有無	フィット感や洗浄方法
食物摂取状態の変化	量・形態の変化、食べられるものの形態
摂取方法	経口、経管、その他
消化器症状	下痢・嘔吐・吐き気などの有無
機能状態	歩行程度、運動機能
疾患および代謝ストレス	発熱、頻脈、呼吸回数の増加

ODA項目

体重	健常時との比較・増減の有無
BMI	体重(kg)÷身長(m)÷身長(m)

身体計測データ

身体症状項目	
皮下脂肪厚	測定の仕方は045ページ参照
筋肉消失	測定の仕方は046ページ参照
皮膚などの問題の有無	湿疹・下腿・仙骨部浮腫
	爪の変形・左右差
	口内炎・口角炎の有無
	頭髪の艶
腹水の有無	

生化学データ　血算・生化学、尿検査などから基準値と比較

血清タンパクの栄養評価	基準値	半減期
アルブミン	3.5〜5.5mg/dL	21日
トランスフェリン	200〜400mg/dL	7日
プレアルブミン	10〜40mg/dL	2日
レチノール結合タンパク	7〜10mg/dL	0.5日

免疫能の評価	基準値
総リンパ球	＞1800

＊基準値は医療機関により異なる。

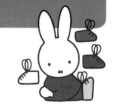

看護師の視点から

退院時の指導

» 患者の退院時には、在宅療養に向けてさまざまな観点からの退院指導が行われる。在宅での栄養管理も含めて、必要とされる指導内容を看護師の立場から列記する。

🦆 1人の生活者を支えるネットワークの構築

» 栄養管理は、全身管理そのものであることに留意する。

» それぞれの専門職が、1人の生活者の健康を維持できるように生活者とその家族の意向を理解しながら、急がないで寄り添って支援する視点が大切である。

» 地域の社会資源を有効に活用し、医療的な管理を病院から在宅医師や訪問看護師へ継続すること。

» 退院後の生活をイメージした退院指導と退院カンファレンス・外泊を行い、地域でサポートする在宅医療従事者(在宅医師、訪問看護師)とのネットワークを構築する。

🦆 在宅での栄養管理の注意

» 病態の変化のほかに、ストレスやうつ状態による食欲不振や摂食・咀嚼・嚥下の機能低下などから食事摂取量が減少することがある。

» 低栄養により身体機能が低下すると、さらに食事・水分摂取量が減少するという負のサイクルに陥るので注意する。

» 筋肉量減少、体重減少、体力減少、免疫機能低下により感染症や褥瘡（じょくそう）のリスクが高くなる。

» 体重の変化、声の張り、皮膚の乾燥などの症状を継続して観察する。

» 低栄養の原因を明らかにして、1日の栄養必要量を摂取できるように実行可能なサポート方法を決定する。

栄養障害への対応

経口栄養

» 摂食嚥下障害に対しては、障害の程度に応じた工夫をする。

» 対応例を以下に示す。

①摂食時の姿勢のチェック。
②健側（けんそく）（麻痺などの障害のない体側）からの食事介助。
③1回量の調整。
④自助具の使用。

» 摂取量不足・偏食に対しては、3食／日摂取を目標にする。

» 対応例を以下に示す。

①間食の調整。
②タンパク質・ミネラルの摂取。
③栄養補助食品の利用。

経腸栄養

» チューブを胃・十二指腸・空腸に留置して栄養物を注入する方法で、在宅で実施することを在宅経腸栄養療法（HEN：home enteral nutrition）という。

» 経腸栄養用ポンプを使用する。対応例を以下に示す。

①使用の取り扱いの説明。

②手技・手順の実践と確認。

③栄養剤の選択。

④物品の管理。

» 固形化・半固形化栄養剤を使用する。利点として挙げられるものを以下に示す。

①胃食道逆流の予防。

②下痢の改善。

③栄養剤の漏れの防止。

④注入時間の短縮。

🦑中心静脈栄養

» 鎖骨下静脈、内頸静脈、大腿静脈や皮下植え込み式などでカテーテルを留置して、必要な栄養素を含む輸液製剤を点滴する方法である。在宅で実施することを在宅中心静脈栄養法（HPN：home parenteral nutrition）という。

» 在宅用輸液ポンプを使用する。対応例を以下に示す。

①使用の取り扱いの説明。

②手技・手順の実践と確認。

③輸液方法の選択。

④物品の管理。

» 清潔操作の実施を心がける。製剤は冷蔵庫に専用スペースを確保し保管する。

（大沼喜恵子）

退院指導（在宅看護）のポイント

» 指導内容をパンフレットにして、患者とおもにかかわる家族に個々に応じた内容を説明し、実践できるまでの手技を指導する。説明すべき項目を以下に示す。

①施行場所の確保。

②実施・操作の説明と手順の実践。

③機器・器具の使用説明と実践。

④チューブ類の管理方法の説明と実践。

⑤物品の購入廃棄の管理方法。

⑥トラブル発生時の対応。

⑦清潔な取り扱いの説明と実践。

⑧社会資源の活用について。

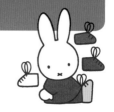

臨床診査

臨床診査

臨床診査の目的

» 栄養アセスメントにおける臨床診査は、問診によって得られる主訴、現病歴、既往歴、家族歴、生活歴、社会的状況などや、病態や栄養状態に関連する情報を得ること、および疾患と栄養障害時に現れる自・他覚症状などを観察することをいい、患者の栄養状態を包括的に評価するための重要な指標となる。

» 栄養不足の徴候が表れる部位には舌、口腔、歯、歯肉、唇、毛髪、眼、皮膚などがあり、栄養素の欠乏によって特有の症状を呈するので、注意深く観察することが大切である。

» 栄養素過剰摂取によっても特有の症状を呈する。

» 患者への栄養投与や食物摂取能に関しても把握することが重要である。

主訴

» 対象者が診療を受けるために訪れた主要な理由で、全身的な状態から、部位別の主訴がある。

» 全身的なものは、体重の増加や減少、全身倦怠感、易疲労感（い ひ ろう）、発熱などが挙げられ、部位別では、皮膚・毛髪、頭部、顔面、眼、口、頸頂部（けいちょう ぶ）、腹部、精神・神経系、四肢などに関する訴えを聞くことで、栄養障害の可能性を推察できる。

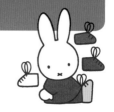

臨床診査

臨床診査の目的

» 栄養アセスメントにおける臨床診査は、問診によって得られる主訴、現病歴、既往歴、家族歴、生活歴、社会的状況などや、病態や栄養状態に関連する情報を得ること、および疾患と栄養障害時に現れる自・他覚症状などを観察することをいい、患者の栄養状態を包括的に評価するための重要な指標となる。

» 栄養不足の徴候が表れる部位には舌、口腔、歯、歯肉、唇、毛髪、眼、皮膚などがあり、栄養素の欠乏によって特有の症状を呈するので、注意深く観察することが大切である。

» 栄養素過剰摂取によっても特有の症状を呈する。

» 患者への栄養投与や食物摂取能に関しても把握することが重要である。

主訴

» 対象者が診療を受けるために訪れた主要な理由で、全身的な状態から、部位別の主訴がある。

» 全身的なものは、体重の増加や減少、全身倦怠感、易疲労（い ひ ろう）感、発熱などが挙げられ、部位別では、皮膚・毛髪、頭部、顔面、眼、口、頸頂部（けいちょう ぶ）、腹部、精神・神経系、四肢などに関する訴えを聞くことで、栄養障害の可能性を推察できる。

» 全身倦怠感は多くの疾患の症状としても出現することが多いが、エネルギー、タンパク質、ビタミン、鉄、カリウム、カルシウム、ビタミンAなどの摂取不足によっても起こるので、これらの摂取量が不足していないかを把握する。

🦆 現病歴、既往歴、生活歴 ....

🍒 現病歴

» 現病歴では、患者の訴える症状の発生から現在までの経過を聞くもので、栄養状態へのどのように影響を与えたのかを聞くことが大切である。たとえば、消化管通過障害などにより食欲が低下し、食べられるものが流動態などに限られ、体重が低下したなど、栄養関連の情報を具体的に抽出することが大切となる。

🍒 既往歴

» 既往歴は、出生から現在に至るまでの患者の健康状態、罹患状況に関する情報であり、どのように栄養状態に影響を与えたのかを把握する。

» とくに、エネルギー代謝の亢進、栄養素の消化・吸収、代謝、排泄と関連疾患と栄養状態との関連性を把握する。

🍒 生活歴

» 栄養摂取状況、喫煙、アルコール摂取などの有無や生活パターン、日常的に服用する薬剤なども確認し、栄養状態との関連性を分析する。

» 薬剤を例に挙げると、ステロイド剤やある種の抗うつ剤のように食欲を増進させ、体重を増加させたり、薬剤が栄養素の吸収障害、栄養素代謝や排泄の亢進にかかわり、栄養

状態の低下へとつながることもある。

» 女性では、出産経験、月経状況、閉経などについて把握する必要がある。

🦆 自・他覚症状 ·······

🧅 体重の変化

» 意識しない体重減少の原因には、食生活の変化、継続的な食欲不振、味覚の変化、咀嚼・嚥下障害、疾患によるエネルギー代謝亢進、栄養素利用障害などがある。平常時からの体重減少率が1カ月で5％以上、6カ月で10％以上あれば、高度栄養障害と判定される。

» 一方、体重増加については、エネルギー過剰摂取による単純性肥満と内分泌疾患などによる二次性肥満などがあることに注意する。浮腫などによる水分過剰による短期間の体重増加がみられる点にも注意する。

🧅 食欲

» 食欲不振は、中枢性の食欲調節機能の障害、消化器疾患、内分泌疾患などで起こる。一方、甲状腺機能亢進などでは食欲が増進する。

🧅 浮腫

» 浮腫は低アルブミン血症にともなう膠質浸透圧の低下、腎疾患、心疾患などによる水分、ナトリウム貯留によって起こるもので、組織間隙に水分が大量に貯留する。足背、脛骨前面、仙骨部などに生じやすい。

» 指による圧迫を加えることで圧痕が残ることが浮腫の有無の1つの目安となる。

🧄 脱水

» 水分欠乏性脱水では皮膚粘膜の乾燥、強い口渇感が出現する。ナトリウム欠乏性脱水では、細胞内に水分が貯留するために、めまい、頭痛、失神、意識障害などを呈するので、ある程度の区分けができる。

🧄 下痢

» 急性下痢と慢性下痢があるが、炎症性腸疾患などの慢性下痢では、脂質摂取状況などと発症の関連性を把握することが大切となる。

🧄 便秘

» 便秘は、器質的原因、機能的原因などにより発症するが、栄養・食事面からは、最近の食事生活の変化、食事摂取量の変化などから原因を探ることが必要である。

🧄 黄疸

» 黄疸は皮膚や眼球結膜などの粘膜が黄色になる状態で、血清ビリルビン値が2.0mg/dL以上時にみられる。

🧄 発熱

» 感染症、炎症性疾患時の防御反応として現れるものであり、1℃の体温上昇で約15％の基礎代謝亢進がみられる。

🧄 部位別症状

» 栄養素欠乏や過剰によって、部位別の特有の症状を呈する。疾患や薬剤の使用、生活環境などによっても同様の症状を呈する場合があるが、ここでは栄養障害との関連からの部位別症状の特徴を示す。

皮膚

» 皮膚はさまざまな栄養障害を反映するため、注意深く観察

することが大切である。タンパク質不足では、セロハン様
皮膚を呈し、必須脂肪酸やビタミンA欠乏では皮膚は細か
い線条や脱落をともない、鱗様を呈し、紫斑はビタミンC
やビタミンKの欠乏が予測できる。

» 皮膚ツルゴール低下は脱水の徴候を示すことなる。

» カロテン過剰摂取では、黄色の色素沈着がみられる。

» 褥瘡は、長期臥床による皮膚への圧迫が主原因となるが、
タンパク質摂取不足や亜鉛摂取不足なども要因となること
に注意する。

頭髪

» 細く、光沢がなくつやがない場合は、タンパク質欠乏を疑う。
とくにクワシオルコルでは、脱毛と毛髪の退色、赤色化が
起こる。また、ビタミンA過剰によっても脱毛がみられる。

爪

» 鉄欠乏性貧血では爪が凹となるスプーン状爪を呈する。

顔

» びまん性色素や腫脹は、タンパク質欠乏を予測することが
できる。

眼

» 眼瞼蒼白はおもな貧血の共通症状であり、鉄・ビタミン
B_{12}・葉酸欠乏が関連する。

» 角膜乾燥症、結膜乾燥症などでは、ビタミンA不足を疑う
ことができる。

口唇・口腔粘膜

» 口唇に亀裂や発赤がみられる場合には、ビタミンB_2不足が
原因と考えられる。

» 口腔粘膜の乾燥は脱水やビタミンＡ欠乏が疑われる。

舌

» 舌乳頭（ぜつにゅうとう）の萎縮は鉄やビタミンB$_{12}$の不足を予測でき、また、ビタミンB$_{12}$欠乏による巨赤芽球性貧血（きょせきがきゅうせいひんけつ）（悪性貧血）では、粘膜の発赤、潰瘍形成、腫脹などの症状を主としたハンター舌炎がみられる。

» 味覚低下は、亜鉛欠乏の指標となる。

歯肉

» 易出血（いしゅっけつ）、歯肉の後退などはビタミンＣ不足が疑われる。

甲状腺肥大

» ヨウ素欠乏によって出現する。

神経

» 精神運動性変化、運動失調はビタミンB$_1$欠乏によるコルサコフ症候群が考えられる。

» ビタミンB$_6$やビタミンB$_{12}$欠乏で末梢神経障害、葉酸欠乏でも精神障害がみられる。

食物摂取能の評価

» 対象者への栄養投与のルート、対象者自身の食物摂取能に関する機能的評価や形態的評価を実施することが重要となる。

» 脳神経の異状や咽頭反射の低下は、経口栄養摂取が不可能となる可能性がある。

» 骨格筋の可動領域に制限がある場合には、食物の自己摂取能力が低下し、エネルギーや栄養素摂取不足を起こす可能性がある。

(外山健二)

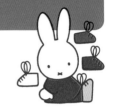

栄養状態の評価指標

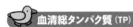

血清総タンパク質 (TP)

» 血清中には100種類以上のタンパク質が7〜8％含まれており、これらのすべてを表したものが総タンパク質(TP)である。基準値は以下の通り。

6.8〜8.3g/dL

» 血清タンパク質の代表的なものとして挙げられるのがアルブミン(Alb)、グロブリン(α1、α2、β、γ)である。

アルブミン (Alb)

» アルブミン(Alb)は、血清タンパク質の50〜70％を占め、膠質浸透圧の維持や血中の銅、亜鉛、ビリルビン、遊離脂肪酸、薬剤などさまざまな物質を運搬することがおもな機能となっている。

» 半減期は17〜20日間程度とされる。体重の約40％が体タンパク質であり、このうち約30％が筋タンパク質、10％が内臓タンパク質であり、アルブミンは内臓タンパク質を最もよく反映するものである。しかし、アルブミンはタンパク質栄養状態を的確に反映するとは限らない。これは、半減期が長いことや、脈管外のアルブミン貯蔵量が多く血清中のアルブミン濃度が低下するとそこから補充され、アルブミン合成量が回復すると再び脈管外にアルブミンが貯蔵さ

れる仕組みがあるためである。肝臓での合成能や、体タンパク質の漏出がみられる場合にも、影響を受ける。

» 感染、炎症時など急性期には、炎症性サイトカインによるC反応性タンパク (CRP : C-reactive protein) の産生を高め、アルブミンの合成を抑制するため、栄養状態とは関連なく、血清アルブミン濃度は低下する。

» 血清アルブミンは急性期や短期間の栄養評価をモニタリング指標として用いることは適切ではなく、比較的長期間の栄養状態を測る静的栄養評価指標として用いられる。

🦆 RTP (rapid turnover protein)

» RTP は、アルブミンに比べて半減期が短く、短期間のタンパク栄養状態をモニタリングするための鋭敏な動的栄養評価指標となる。トランスサイレチン (TTR)、トランスフェリン (Tf)、レチノール結合タンパク (RBP) の3種類がある。

🍒 トランスサイレチン (TTR)

» TTR は、以前はプレアルブミンとも呼ばれ、半減期は2日間で、甲状腺ホルモンやビタミンＡの輸送に関連している。基準値は以下の通り。

22〜40mg/dL

» タンパク質摂取不足、肝機能障害時に著しく低下し、適切な補給によってすみやかに上昇する。しかし、炎症性のストレス時にともなう低下がみられることや、亜鉛欠乏が肝臓でのTTR合成に影響を与える点に注意することが必要である。

🍫 トランスフェリン (Tf)

» Tfは、鉄を運搬するタンパク質である。栄養状態が良好な場合は、30〜40％が鉄の輸送に使われる。半減期は約7日間、基準値は以下の通り。

190〜320mg/dL

» エネルギー摂取量、タンパク質摂取量に加え、体内の鉄貯蔵量に影響を受け、鉄貯蔵量が少なくなると、Tf合成能が高まる。

🍒 レチノール結合タンパク (RBP)

» RBPは、ビタミンAの代謝産物であるレチノールを網膜などに運搬するタンパク質であり、半減期が約12時間とRTPのなかで最も短く、タンパク栄養状態を最も鋭敏に反映する。基準値は以下の通り。

2.2〜7.4mg/dL

» 血中ではTTRとの複合体として存在しており、腎糸球体からは排泄されずに、組織にレチノールを運搬した後に、TTRと離れ、タンパク質として尿細管で分解される。

» TTRやTfと比較して、半減期が短いことから、短期間の栄養評価の指標としての意義は低い。

🐤 窒素出納 (N-balance)

» 窒素出納とは、摂取窒素量と排泄窒素量の差を測定することで、体タンパク質量の変化を明らかにすることである。

» 摂取される窒素は、タンパク質、核酸、クレアチン、ビタミンなどから供給されているが、そのほとんどがタンパク質であることから、その窒素含有量を摂取窒素として取り扱

う。タンパク質を構成する20種類のアミノ酸の窒素含有量はそれぞれ異なるため、摂取するタンパク質の種類によって窒素含有量に差がみられるが、平均すれば、一般的な食事中のタンパク質には約16%の窒素量が含まれている。そこから摂取タンパク質量に0.16を乗じることで平均的な摂取窒素量が算出される。

» 一方、窒素は尿、糞、毛髪、皮膚表面からの損失、月経血、汗などから排泄されるが、通常では80〜90%が尿に、糞に5〜10%、残りが体表面からの脱落となる。1日分の蓄尿から得られる窒素量と糞中からの窒素量を算出することが窒素排泄量を算出する方法となるが、測定が煩雑になることから、下記の簡易式で窒素出納量を求めることとなる。

窒素出納 ＝ 摂取窒素 (g/日) − (尿中尿素窒素量 (g/日) ＋4g)

» 健常成人では、一般的に窒素出納は0となり、窒素平衡状態となるが、妊婦や成長期などでは、体内にタンパク質を貯留していく必要があることから、窒素出納は正となる。

» 臨床的には、タンパク質欠乏状態、侵襲期、消耗性疾患などにより除脂肪組織が分解している状態では、タンパク異化状態が進むため窒素出納は負となる。消耗性疾患からの回復など、タンパク同化状態が進行すると窒素平衡は正となり、栄養状態は改善し、組織の修復が図られることになる。

🦆 尿中3-メチルヒスチジン排泄量

» 体内の3-メチルヒスチジン (3-MH：3-Methylhistidine) は、ほぼ全量が骨格筋の筋線維を構成するアクチンとミオシンに存在している。アクチンとミオシンが合成された後にヒスチ

ジン残基がメチル化されることによって形成される。

» 筋タンパク分解によって3-MHは放出されるが、再利用されることなくそのまま尿中に排泄される。

» 基準値は、以下の通り。

　　113〜480 μmol/日

» 通常でも、食事中の赤身の肉類摂取量によって増加するが、異化状態が亢進すると排泄量は増加し、筋タンパク崩壊量をよく反映する。低栄養状態にともなう筋肉消耗時には低下するが、栄養状態の改善とともにすみやかに上昇する。

» 一般的に、臨床の場では、24時間の蓄尿が必要なことや3-MHの測定の費用が高いことから、栄養評価の指標として用いられることは少ない。

🦆 クレアチニン身長係数 (CHI)

» 筋収縮に必要なアデノシン三リン酸 (ATP) は、クレアチンリン酸が脱リン酸化されて供給されるが、その代謝産物がクレアチニンである。その後、クレアチニンは、筋細胞から持続的に一定速度で放出され、ほとんどがそのまま腎臓から尿中に排泄される。

» 24時間蓄尿の尿中クレアチニン1gは、骨格筋の18〜20kgに相当することから、24時間クレアチニン排泄量は筋肉中のタンパク質量を反映することになる。24時間尿中クレアチニン排泄量の基準値は、1.0g〜1.5g/日 (20.7mg/kg体重/日) であり、男性のほうが女性より高い。尿中クレアチニン排泄量は、身長と関連性が深いことから健常者における身長別・性別の標準値も示されているが、以下の簡便式によっ

ても算出することができる。

尿中クレアチニン排泄量の簡便式

　　男性：23mg×理想体重 (kg)

　　女性：18mg×理想体重 (kg)

» クレアチニン身長係数 (CHI：creatinine height index) は、健常な同性別・同身長の尿中クレアチニン排泄量と対象者の尿中クレアチニン排泄量を比較したものである。

» CHIが低下すると、除脂肪組織の分解促進を示していることとなり、60%未満を高度、60〜80%を中等度の低栄養状態とみなす。ただし、食品の中で肉類の摂取量増加により排泄量が増加することや身長と筋肉量が完全に相関しないことも考慮する必要がある。

CHI＝尿中クレアチニン排泄量 (mg/日) /標準尿中クレアチニン排泄量 (mg/日) ×100

総リンパ球数

» 栄養障害が起こると、免疫反応は低下し、リンパ球数が減少することから、白血球に対するリンパ球数の割合を求めて栄養評価の指標として用いるもので、次式から求められる。

総リンパ球数＝白血球 (/μL)×リンパ球分画 (%/100)

» 基準値は、1,500〜4,000/μLで、栄養評価の判定にはさまざまな値が用いられるが、一般的に1,200/μL未満から低栄養、免疫能低下と判断される場合が多い。

(外山健二)

病態の評価指標

» 臨床検査のなかには、糖尿病、腎臓病、肝臓病、貧血など
の病態を評価する指標がある。おもなものを基準値と異常
値、異常値の原因と対策のポイントを挙げて示す。

🦆 血糖値

» 血糖値は、糖尿病をはじめ、さまざまな疾患の病態にかか
わる基本的指標。食後上昇し、2時間後に140mg/dL未満
に下がればほぼ正常である。インスリンで低下し、グルカ
ゴンやアドレナリン、副腎皮質ホルモンなどで上昇する。

🧄 基準値
　　空腹時血糖値　　70〜110mg/dL

🧄 異常値
» 日本糖尿病学会の診断基準 (2019年) による「糖尿病型」と
判定される値。

随時血糖値	200mg/dL以上
空腹時血糖値	126mg/dL以上
75gOGTT2時間値	200mg/dL以上
HbA1cが6.5%以上	

🧄 異常値の原因
» 高値の場合は、糖尿病、肥満、甲状腺機能亢進症、脂質異
常症、胃切除後、膵炎、膵臓がん、肝炎、肝硬変、妊娠、

ダウン症候群、飢餓、薬物 (ステロイド剤、利尿薬など) 投与 、過剰な栄養投与など。

» 低値の場合は、インスリノーマ、甲状腺機能低下症、下垂体機能不全、アジソン病、糖原病、肝硬変、肝不全、胃切除後、妊娠糖尿病、うっ血性心不全、薬物 (インスリン、プロプラノロールなど) 投与など。

対策のポイント

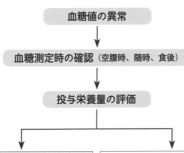

```
┌─────────────────────────┐
│      血糖値の異常        │
└─────────────────────────┘
           │
┌─────────────────────────────────┐
│ 血糖測定時の確認 (空腹時、随時、食後) │
└─────────────────────────────────┘
           │
┌─────────────────────────┐
│    投与栄養量の評価       │
└─────────────────────────┘
```

高値の場合	低値の場合
• 糖質量の過剰投与 　→適正糖質量の投与 • 経静脈栄養の糖質投与速度 　→投与糖質量の確認 　→糖質投与速度5mg/kg/分 • 疾患、治療、管理の影響 　→脱水 (排液、尿量など) • 薬物 　→ステロイド投薬 　→血糖降下薬、インスリン量	• 糖質量の不足投与 　→適正糖質量の投与 • リフィーディング症候群 　(refeeding syndrome) の疑い 　→投与糖質量の確認 　→ビタミンB_1の投与 • 経静脈および経腸栄養プラン 　→投与糖質量の変化 • 薬物 　→抗不整脈薬など 　→血糖降下薬、インスリン量

HbA1c

» HbA1cは、ヘモグロビン (Hb) にグルコースが結合したもの。赤血球の半減期が約120日なので、その割合は過去1〜2カ月の平均血糖値を反映し、血糖コントロールの状態を推測することができる。糖尿病の診断と治療に重要。

» HbA1cの値は、国際基準のNGSP値を使用 (これまでの日本基準のJDS値はNGSP値より0.4%低い)。

🍒 基準値

6.0% (JDS値5.6%未満)

🍒 目標値

血糖正常化を目指す場合　**HbA1c　6.0%未満**

合併症予防のための目標　**HbA1c　7.0%未満**

治療強化が困難な場合　**HbA1c　8.0%未満**

(65歳以上の高齢者で、低血糖が危惧される薬剤未使用の場合は7.0%未満)

🍒 異常値

» 日本糖尿病学会の診断基準 (2019年) による「糖尿病型」と判定される値。

6.5%以上 (JDS値6.1%以上)

🍒 異常値の原因

» 高値の場合は、糖尿病、再生不良性貧血、尿毒症、アスピリンやアスコルビン酸の大量摂取、術後 (過去1〜2カ月以内) など。

» 低値の場合は、肝硬変、鉄欠乏性貧血、溶血性貧血、腎性貧血など。

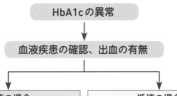

```
                    ┌─────────────────┐
                    │  HbA1cの異常     │
                    └─────────────────┘
                             │
                             ▼
            ┌──────────────────────────────┐
            │  血液疾患の確認、出血の有無    │
            └──────────────────────────────┘
                             │
            ┌────────────────┴────────────────┐
            ▼                                  ▼
```

高値の場合	低値の場合
• 血液疾患の有無 →血液内科の診断・治療 • 糖尿病の治療 →投与糖質量の確認 →薬物療法の検討 • アスコルビン酸大量投与 →投与の必要性を再検討 • 術後歴の有無 →侵襲度の評価 →術前後中心静脈栄養管理の 　有無 →評価時期を再検討	• 血液疾患の有無 →血液内科の診断・治療 • 肝硬変の有無 →投与糖質量の確認 • 出血の有無 →評価時期を再検討

🍒 対策のポイント

» ヘモグロビン合成または減少となる疾患や要因がないかを
まず確認し、対策を考える。

 1.5AG (anhydro-glucitol)

» 1.5AG (アンヒドログルシトール) は、高血糖の際に尿糖にともなっ
て尿中に失われ、血中濃度が減少する(よって低値が血糖コントロー
ル不良)。糖尿病にかかわる血糖指標のなかでも、最も早く
血糖変化を捉えることができる指標である。

🦆 基準値

14.0 μg/mL 以上

🦆 異常値の原因

» 低値の場合は、糖尿病、腎性糖尿、妊娠 (30週以降)、慢性
腎不全 (Cr3.0mg/dL以上)、飢餓、重症肝硬変、長期の中心静
脈栄養など。

🦆 対策のポイント

» 採血前10日間に、尿糖が出現した頻度が多いことを意味
するため、その要因 (投与エネルギーおよび糖質量の変化など) が改善
されているかを確認する。

» HbA1cや血糖値が適正でも、1.5AGが低値の場合は、食後
高血糖の可能性がある。エネルギーおよび糖質量の配分、
食物繊維の補給量を評価する。

» インスリン注射1回打ちのときには、尿糖の排泄量が増え
るので、HbA1cの改善のわりに1.5AGが悪化することがある。

🦆 グリコアルブミン

» グリコアルブミンは、アルブミン (半減期約20日) にグルコース
が結合したもので、その割合をみることにより、過去1〜2
週間前の血糖コントロールを推測することができる。高値
であればコントロール不良である。

🦆 基準値

11.6〜16.3% (HPLC法)

12.3〜16.5% (酵素法)

🦆 異常値の原因

» 高値の場合は、糖尿病、甲状腺機能低下症など。

» 低値の場合は、ネフローゼ症候群、甲状腺機能亢進症、肝硬変など。

🦆 対策のポイント

» 投与エネルギーおよび糖質量は適正かを確認する。

» 経静脈栄養を行っている場合は、投与速度、ビタミン製剤の投与有無を確認する。

» ネフローゼ症候群、甲状腺機能亢進症では、タンパク質の代謝が促進されるために低値となる。投与エネルギー量が適正かを評価する。

» 肝硬変では、肝細胞の破壊により肝臓での糖の貯蔵が低下するだけではなく、タンパク合成機能が低下した場合にも低値となることを踏まえて栄養管理を行う。

🦆 トリグリセリド (TG)

» 糖尿病や肥満症の病態の指標となる。

🦆 基準値

150mg/dL 未満

» 「動脈硬化疾患予防ガイドライン2017年版」の脂質異常症の診断基準では、血中濃度150mg/dL以上で高トリグリセリド血症と診断される。

🦆 異常値の原因

» 高値の場合は、肥満、高血糖、痛風、甲状腺機能低下症、家族性トリグリセリド血症、閉塞性黄疸、膵疾患、ネフローゼ症候群、尿毒症、高度の貧血、脳血栓症、妊娠など。

🦆 対策のポイント

» トリグリセリドは変動が大きいので、採血時間が適正かを

確認する。

» 経静脈栄養の場合、脂肪乳剤の投与速度が適正か (0.1g/kg/時間) を確認する。

» HbA1c高値の場合は、糖質を中心としたエネルギー投与量の過剰がないかを確認する。

» BMI高値の場合は、エネルギー投与量の適正化を図る。

» BMI低値の場合は、糖質の過剰補給はないかを確認する。

» 総コレステロール (TC) 高値の場合は、肉や乳製品の過剰摂取、大豆製品などの植物性タンパク質の摂取不足がないかを確認する。

» そのほか、n-3系多価不飽和脂肪酸の摂取不足、夕食の過食、間食の過剰が考えられる。

🦆 LDL コレステロール・HDL コレステロール

» 動脈硬化性疾患の指標となる。

» 「動脈硬化疾患予防ガイドライン (2017年版)」の脂質異常症の診断基準では、LDL コレステロール 140mg/dL 以上で高コレステロール血症、HDL コレステロール 40mg/dL 未満で低コレステロール血症と診断される。

» LDL コレステロールは末梢組織へコレステロールを運ぶ役割をもつが、過剰になると動脈硬化の原因物質となる。

» HDL コレステロールは末梢組織の余分なコレステロールを回収し、肝臓へ運ぶので、動脈硬化を抑制する。

🧄 LDL コレステロールの基準値

	10年以内の 冠動脈疾患発症リスク*	
低リスク群	2% 未満	**160mg/dL 未満**
中リスク群	2〜9% 未満	**140mg/dL 未満**
高リスク群	9% 以上	**120mg/dL 未満**
冠動脈疾患既往歴		**100mg/dL 未満**

＊年齢、血圧、喫煙の有無、耐糖能などの危険因子を点数化した吹田スコ
アに基づいて冠動脈発症の確率を予測したもの。

（日本動脈硬化学会「動脈硬化疾患予防ガイドライン2017年版」より）

🧄 HDL コレステロールの基準値

40mg/dL 以上

🧄 異常値の原因

» LDL コレステロール高値の場合は、脂質異常症、甲状腺機
能低下症、閉塞性黄疸、胆石症、膵臓がん、急性膵炎、糖
尿病、ステロイド投与など。

» HDL コレステロール低値の場合は、肝障害、冠動脈硬化症、
閉塞性動脈硬化症、甲状腺機能亢進症、腎不全、慢性関節
リウマチ、肥満など。

🧄 対策のポイント

» 補給栄養量が適正かを評価する。

» 食事療法では、動物性脂肪の摂取を控え、n-3系多価不飽
和脂肪酸と食物繊維の摂取量が適正かを評価する。

» 禁煙、アルコールの適量摂取など生活習慣の改善を図る。

クレアチニン (Cr)

» 腎糸球体の濾過能力を忠実に反映するので、おもに腎疾患の病態の指標となる。

基準値

男性	0.7〜1.3mg/dL
女性	0.7〜1.0mg/dL

異常値の原因

» 高値の場合、腎性では腎不全、糸球体腎炎。腎前性ではうっ血性心不全、脱水症、ショック。腎後性では前立腺肥大、前立腺がん・膀胱がん、糖尿病、糖尿病性ケトアシドーシス、筋ジストロフィー、筋萎縮側索硬化症、甲状腺機能亢進症、皮膚筋炎。

» 低値の場合、肝障害、尿崩症、甲状腺機能低下症、妊娠。

対策のポイント

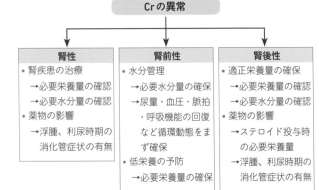

```
                    Crの異常

    ┌───────────────┼───────────────┐

    腎性              腎前性             腎後性
・腎疾患の治療       ・水分管理          ・適正栄養量の確保
 →必要栄養量の確認    →必要水分量の確保     →必要栄養量の確認
 →必要水分量の確認    →尿量・血圧・脈拍      →必要水分量の確認
・薬物の影響           ・呼吸機能の回復     ・薬物の影響
 →浮腫、利尿時期の      など循環動態をま      →ステロイド投与時
  消化管症状の有無      ず確保             の必要栄養量
                  ・低栄養の予防        →浮腫、利尿時期の
                    →必要栄養量の確保      消化管症状の有無
```

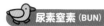

尿素窒素（BUN）

» 腎糸球体の濾過能力や尿細管の機能を反映するので、腎疾患の病態の指標となる。

» BUN/Cr比で、病態の鑑別が可能である。

基準値

9〜20mg/dL

異常値の原因

» 高値の場合は、腎不全、糸球体腎炎、腎盂腎炎、ネフローゼ症候群、腎結石、尿毒症、脱水症、タンパク異化亢進、糖尿病ケトアシドーシス、消化管出血、術後、甲状腺機能亢進症、発熱、熱傷、慢性心不全、動脈硬化症、脳血管障害、高タンパク質投与など。

» 低値の場合は、肝不全、妊娠後期、尿崩症、低タンパク質投与など。

対策のポイント

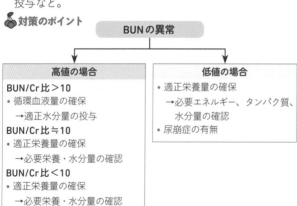

BUNの異常

高値の場合

BUN/Cr比＞10
• 循環血液量の確保
 →適正水分量の投与

BUN/Cr比≒10
• 適正栄養量の確保
 →必要栄養・水分量の確認

BUN/Cr比＜10
• 適正栄養量の確保
 →必要栄養・水分量の確認

低値の場合
• 適正栄養量の確保
 →必要エネルギー、タンパク質、水分量の確認
• 尿崩症の有無

尿タンパク

» 尿にタンパク質が漏出する場合は、腎糸球体の障害が疑われる。おもに腎疾患の指標となる。

基準値

陰性（試験紙法）

100mg/日以下（定量法）

異常値の原因

» 尿タンパクが出現する場合、腎不全、糸球体腎炎、腎盂腎炎（じんうじんえん）、ネフローゼ症候群、腎結石、腎腫瘍、腎硬化症、尿路感染症、尿毒症、糖尿病性腎症、発熱、熱傷、うっ血性心不全、悪性腫瘍、無酸素症、溶血性貧血、多発性骨髄腫、妊娠高血圧症候群など。

対策のポイント

» 生理的タンパク尿は、発熱時、起立時（リハビリ開始時など）、極度のストレス、高血圧、尿の濃縮時、造影剤使用時にも出現するが、±か＋までである。

» 尿量減少、浮腫がある場合には、利尿および投与水分量を検討し、腎機能を再評価していく。

» 投与タンパク質量が多いことや、投薬（とくに腎排泄の投薬・抗生剤・抗がん剤など）によりタンパク尿が陽性となる場合がある。投与タンパク質量が多い場合には、BUN、Crとあわせて再評価し、適正な投与量かどうかを検討する。

» 尿タンパクの持続的な陽性反応があれば、BUN、Cr、尿沈渣所見をあわせて、腎機能障害を評価する。障害の病期によって投与エネルギー量、タンパク質量を調整する。

» タンパク質の喪失を防ぎ、老廃物の産生による腎臓の負担を軽減するために安静を保つよう指導する。

🦆 尿酸 (UA)

» 尿酸は、細胞内にある核酸に由来するプリン体の分解産物で、痛風、高尿酸血症の診断や腎機能をみる指標になる。

🍒 基準値

男性　3.0～7.0mg/dL

女性　2.5～6.0mg/dL

🍒 異常値

» 「高尿酸血症・痛風の治療ガイドライン第3版」による高尿酸血症の診断基準。

性別・年齢別を問わず　7.0mg/dL超過

🍒 異常値の原因

» 高値で尿酸の産生が高い場合は、プリン体の過剰摂取、痛風、多血症、白血病、骨髄腫、溶血性貧血。

» 高値で腎臓の尿酸排泄機能が低下している場合は、腎盂腎炎、腎不全、糸球体腎炎、糖尿病、肥満、前立腺肥大、脱水症、妊娠高血圧症候群、脂質異常症、利尿薬および降圧剤の使用。

» 低値の場合は、キサンチン尿症、肝不全、ウィルソン病など。

🍒 対策のポイント

» 利尿薬、降圧薬など、尿酸値に影響する薬物を使用していないかを確認する。

» 尿酸値が高い場合、食事療法では、プリン体を多く含む魚卵・牛肉・豚肉・貝類・アルコール（とくにビール）を控え、野

菜などの尿酸の排泄を促す食品を摂取するよう指導する。

» 補給する水分量が適正かどうかを確認する。

» 尿酸値が低値の場合、まず基礎疾患の治療を優先し、薬物の影響を評価しながら必要な栄養量を補給していく。

🦆 ヘモグロビン (Hb)

» 赤血球に含まれるヘモグロビン濃度は貧血の指標となる。ヘモグロビンは、赤血球数(RBC)や平均赤血球血色素量(MCH)とあわせて総合的に判断し、原因となる疾患を確認する。

🍒 基準値

男性 14〜18g/dL

女性 12〜16g/dL

🍒 異常値の原因

» 高値の場合は、多血症、肺胞換気不全、腎がん、肝がん。

» 低値の場合、赤血球産生障害による貧血は、再生不良性貧血、巨赤芽球性貧血、鉄欠乏性貧血、白血病、多発性骨髄腫。

» 低値の場合、赤血球破壊亢進による貧血は、溶血性貧血、異常血色素症など。

» 低値の場合、持続性の貧血は、不正出血、関節リウマチ、悪性腫瘍、腎および肝障害。

🍒 対策のポイント

» 原因となる疾患の治療方針を把握し、必要栄養量を補給できるようにする。

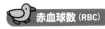 **赤血球数**（RBC）

» 貧血あるいは多血症の指標となる。

基準値

男性 400～550×104/μL

女性 350～500×104/μL

異常値の原因

» 高値の場合は、多血症。

» 低値の場合、赤血球産生障害による貧血は、再生不良性貧血、巨赤芽球性貧血、鉄欠乏性貧血、白血病、多発性骨髄腫。

» 低値の場合、赤血球破壊亢進による貧血は、溶血性貧血、異常血色素症など。

» 低値の場合、持続性の貧血は、不正出血、関節リウマチ、悪性腫瘍、腎および肝障害。

対策のポイント

» 脱水により、血漿量が減少し、赤血球が増加する場合がある。高値の場合は、投与水分量が適正かを確認する。

» 原因となる疾患の治療方針を確認し、必要栄養量を補給できるようにする。

（伊藤美穂子）

身体計測

anthropometry

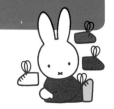

身体計測の種類

» 身体計測は、最も簡便で非侵襲的な栄養評価の手段である。低コストでデータ収集が可能であり、スクリーニングやモニタリングの指標として用いられる。

静的栄養評価 (static nutritional assessment)

» 個々の測定値を一般の健常者の集団から得られた標準値などと比較して、その人のある一時点の栄養状態を評価・判定する。慢性疾患や代謝変動の少ない症例に適する。日本人の新身体計測基準値 (JARD2001) と身体計測結果を比較するか、ある集団の測定結果と個人を比較する。

動的栄養評価 (dynamic nutritional assessment)

» 計測値の経時変化は、栄養状態の変化を示す。

体重 (weight) を用いた評価指標

» 最も一般的な身体測定値。100g (0.1kg) 単位まで測定する。

» 体重の見かけ上の増加や薬物や疾患による減少を認める場合は、体重は栄養評価の指標として不向きである。

» 見かけ上の増加の原因には、①浮腫、②疾患 (甲状腺機能低下症など)、③薬物の副作用、④1週間以上続く便秘がある。

» 減少の原因は、①疾患 (高血糖、甲状腺機能亢進症)、②術後、臓器切除、ドレーンからの排液、③脱水 (下痢、発熱などによる)、

④薬物の副作用、⑤エネルギー不足 (摂取量不足、基礎代謝亢進)。

🧄 **BMI** (Body Mass Inedx)

BMI = 体重(kg) / 身長(m)²

評価判定		
	BMI < 18.5	低体重
	18.5 ≦ BMI < 25	普通体重
	25 ≦ BMI < 30	肥満1度
	30 ≦ BMI < 35	肥満2度
	35 ≦ BMI < 40	肥満3度
	40 ≦ BMI	肥満4度

🧄 **％理想体重** (％IBW)

» 理想体重に対する割合を用いて栄養不良の程度 (欠乏または過剰) を評価する。

理想体重 (IBW) = 身長 (m)² × 22

％理想体重 = 実測体重 / 理想体重 × 100

評価判定		
	＞200％	病的肥満
	＞130％	肥満
	110〜120％	過体重
	80〜90％	軽度の栄養不良
	70〜79％	中等度の栄養不良
	＜69％	高度の栄養不良

🧄 **％平常時体重** (％UBW)

» 通常体重からの乖離(かいり)を求め、栄養不良の程度を評価する。

評価判定	％UWB	栄養不良の程度
	85〜90％	軽度
	75〜84％	中等度
	＜74％	高度

🦆 体重減少率 (%LBW)

» 体重減少が起きた期間と体重減少の割合を関連づけることで、体重減少の重症度と重要性を評価することができる。

体重減少率(%)=(通常体重-現体重)/通常体重×100

評価判定

期間	重症の体重減少
1週間	＞2%
1カ月	＞5%
3カ月	＞7.5%
6カ月	＞10%

» 個人の適切な栄養評価のためには、1つの指標のみではなく、%IBWと体重減少率を組み合わせて多方面から評価するとよい。

🦆 各部位の体重に占める割合 ·········

» 各部位の体重に占める割合は右図に示す。

» 四肢の切断がある場合、図を参考に切断がない体重に補正する。

(例) 膝下より下肢を切断している場合、切断部位の割合は、

5.3 + 1.8 = 7.1% となり、

補正体重は、

実体重×(1+0.0071) となる。

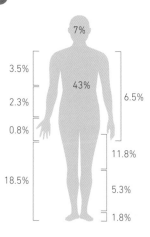

身体計測値を用いた評価指標 ·····················

» 以下の身体計測値は身体構成成分を反映し、静的指標として栄養アセスメントに用いることができる。一方、短期間では変化が乏しいため、動的指標としては長期的なアセスメント指標として用いる。

🍖 上腕三頭筋皮下脂肪厚 (TSF)

» 上腕三頭筋皮下脂肪厚 (TSF：triceps skinfold thickness) と肩甲骨下部皮下脂肪厚 (SSF：subscapular skinfold thickness) の測定値から体脂肪量の間接的な推定値を求めることができる。

» 体脂肪量の過少は貯蔵エネルギー量が少ないことを表す。

» 利き腕と逆の腕を用いる。肩の先端 (肩峰突起) と肘の先端 (肘頭突起) の長さを二分する中間点を確認し、肘と同一線上にある腕の裏側に目印をつける。印をつけた腕の裏側の上腕三頭筋上で測定する。皮膚と皮下脂肪組織にひだが二重にできるようにつまんで、皮下脂肪とその下にある筋肉を分離させ皮下脂肪をつまみあげ計測する。

» 静的評価は、JARD2001 と比較する。体脂肪の消耗状態の指標となる。

» 動的評価は、変化に乏しいため最短でも 2 週間ごとの評価とし、経時的に比較する。

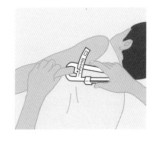

» 浮腫では、測定値は不正確になる。

評価判定	%TSF	栄養不良の程度
	80〜90%	軽度
	60〜80%	中等度
	60%以下	高度

🍒肩甲骨下部皮下脂肪厚 (SSF)

» 体脂肪量を間接的に推定する際に用いられる。

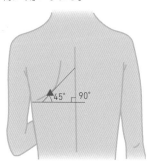

» 左肩甲骨の下角から左ひじを結ぶ直線上に、ひだが二重にできるように指を使って皮膚と皮下脂肪組織をつまみ、皮下脂肪の厚さを測定する。

» TSFとSSFから、以下の式により体脂肪率を求めることができる。

体脂肪率＝(4.57/体密度-4/142)×100

体密度　男性:1.0913-0.00116×(TSF+SSF)

**　　　　女性:1.0897-0.00133×(TSF+SSF)**

» 浮腫では、測定値は不正確になる。

» 皮下脂肪厚を測定するTSFやSSFは、極度の肥満やるい痩のある人の測定には不適である。

🍒上腕周囲長 (AC)、上腕筋囲 (AMC)、上腕筋面積 (AMA)

» 上腕周囲長 (AC：arm circumference) とTSFから算出した上腕筋囲 (AMC：arm muscle circumference) と上腕筋面積 (AMA：arm muscle area) は骨格筋量、すなわち貯蔵タンパク質量を表し、内臓タンパク質指標ともよく相関する。

» AC は、TSF と同様に、肩峰突起と肘の先端の長さの中間点で測定する。

» AMC と AMA は上腕骨の太さを一定、および腕断面を円と仮定し、皮下脂肪を除いた式で求められる。

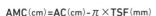

$$AMC(cm) = AC(cm) - \pi \times TSF(mm)$$

$$AMA(cm^2) = AMC(cm)^2 \div 4\pi$$

評価判定

AC・AMC・AMA	栄養不良の程度
80～90%	軽度
60～80%	中等度
60%以下	高度

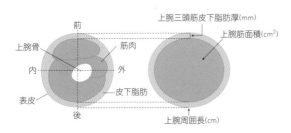

上腕三頭筋皮下脂肪厚(mm)

上腕筋面積(cm²)

前

上腕骨　　　筋肉

内　　　　　外

皮下脂肪

表皮

後

上腕周囲長(cm)

» 浮腫では、測定値は不正確になる。

» AC は体脂肪量と骨格筋の両方の情報を持ち合わせている。BMI と比例して動く可能性があるとされている。

» 体重計測ができない場合には、1年間の AC 減少率の5%をカットオフ値として栄養スクリーニングを行うことは妥当であると報告されている。　　　　　　　　　　（吉内佐和子）

栄養必要量の算定

 エネルギー必要量 ··············

🦆 エネルギーのアセスメント

» エネルギーは体温・呼吸・脈拍などの生命維持や生活活動で消費される。通常は［消費エネルギー量＝エネルギー必要量］で体重は維持されるが、不足すると体脂肪を燃焼させて代償する。体重減少は負のエネルギー出納の結果と考える。エネルギーだけでなく、ほかの栄養素の不足も考える。

🦆 算定方法

» 傷病者では、病状に応じて供与すべきエネルギー量を増減する。肥満者はエネルギー出納を負に保つように設定し、低栄養なら正になるように設定する。絶食から開始する場合には、目標量の1/3程度から開始し、徐々に増やして目標量に調節する。とくに絶食期間が長期の場合は注意する。

» エネルギー必要量は［基礎代謝量×活動係数×ストレス係数］で算出する。また、糖尿病や腎疾患などではガイドラインを参照する。

» 基礎代謝は、ハリス・ベネディクト（Harris-Benedict）の式や体重当たり推定値（基礎代謝基準値に基づく）から求める。

ハリス・ベネディクトの式による基礎代謝量推定値（kcal/日）

男性：66.47＋(13.75×体重kg)＋(5.0×身長cm)−(6.76×年齢)

女性：655.1＋(9.56×体重kg)＋(1.85×身長cm)−(4.68×年齢)

» いずれの方法も、患者のエネルギー必要量を推定するための便宜的なものであり、実施後はモニタリングにより必要量の再評価・調整を行う。

●基礎代謝基準値 (kcal/kg 体重 / 日)

年齢（歳）	男性	女性
1〜2	61.0	59.7
3〜5	54.8	52.2
6〜7	44.3	41.9
8〜9	40.8	38.3
10〜11	37.4	34.8
12〜14	31.0	29.6
15〜17	27.0	25.3
18〜29	23.7	22.1
30〜49	22.5	21.9
50〜64	21.8	20.7
65〜74	21.6	20.7
75以上	21.5	20.7

（厚生労働省「日本人の食事摂取基準（2020年版）」より）

●ストレス係数の例

		ストレス係数
手術	小手術	1.1
	大手術	1.2
外傷	筋肉	1.35
	頭部	1.6
	骨折	1.3
感染	軽症	1.2
	中等症	1.4
	重症	1.8
熱傷（体表面積）	0〜20%	1.0〜1.5
	20〜40%	1.5〜1.85
	40%〜	1.85〜2.05

（川西秀徳監修「栄養ケアマネジメント」（医歯薬出版）より）

🦆 タンパク質必要量 ....

🍒 タンパク質のアセスメント

» おもな体タンパク質は種々の臓器、骨格筋、血液中に含まれる。タンパク質やエネルギーの摂取不足により血清アルブミン、コリンエステラーゼ (ChE) が低下する。しかし、C反応性タンパク (CRP) 高値ではこれらの合成が低下して、必ずしも摂取不足が反映されていないので注意する。

» 長期にわたる摂取不足では骨格筋量が減少する。上腕周囲、上腕筋囲、上腕筋面積、24 時間尿中クレアチニン排泄量などで評価する。

» 栄養補給の効果を早期に判定したいときはトランスサイレチン (プレアルブミン) を用いる。さらに、摂取量と尿中排泄量から窒素バランスを求めて適正量を評価する。正の場合は合成 (蓄積) と考える。

🍠 算定方法

» 健常者の推奨量は0.9g/ 体重 kg/ 日である (「日本人の食事摂取基準 (2020年版)」による)。

» 栄養状態の回復を図る場合は、1.1〜1.5g/ 体重 kg/ 日を確保する。慢性腎臓病や肝硬変では病態により 0.6〜0.8g/ 体重 kg/ 日とする。

エネルギー比率による算出方法

» タンパク質エネルギー比率は、総投与エネルギー量のうちタンパク質エネルギーが占める割合で、12〜20%である。

» 非タンパク質カロリー/ 窒素 (N) 比は、通常150〜200程度、腎疾患では300以上となる。100以下にならないことが望

ましい。

 脂質必要量 ....

🦆 脂質のアセスメント

» 脂質はホルモンや細胞膜の構成成分として重要で、不足しないようにする。

» 飽和脂肪酸摂取量が、エネルギー比率4.5％未満では脳出血のリスクが高まるともいわれている。それまでの摂取状況を評価する。

» 脂質は、種々の脂肪酸、コレステロール、リン脂質で構成されていて、体内で合成することができない必須脂肪酸 (リノール酸、α-リノレン酸) がある。

» 脂肪酸は、飽和脂肪酸、一価不飽和脂肪酸 (オレイン酸)、多価不飽和脂肪酸 (リノール酸、EPA、DHAなど) に分かれる。「日本人の食事摂取基準 (2020年版)」では、それぞれ摂取量が目標量として示されている。成人の飽和脂肪酸摂取量は7.0％エネルギー以下である。

🦆 算定方法

» 脂質はエネルギー比率20~30％を目安にする。ただし、年齢により目標量が異なるので、「日本人の食事摂取基準 (2020年版)」を参考にする。

» 急性膵炎、胆管閉塞・胆嚢炎などで脂質の消化に問題がある場合は、経口・経腸栄養での投与に注意が必要。

» 術直後、重症病態下での侵襲期、肝硬変などでの経静脈栄養における脂肪乳剤投与では、量や速度に注意する。

🦆 ビタミン・ミネラル必要量 ···

🍒 ビタミン・ミネラルのアセスメント

» 長期にわたる食物の摂取不足や輸液などでは、微量元素の不足が予測される。皮膚・口腔・爪の状況などの身体徴候や血液検査値などで評価する。

🍒 算定方法

» 傷病（手術や外傷における侵襲時など）による必要量の増大などが予測されるが、これらについてはエビデンスが乏しいため、ビタミン、ミネラルについては、「日本人の食事摂取基準（2020年版）」を目安に栄養補給を行う。

» 極端な低栄養や吸収障害、疾患による消耗などが予測され

●血清ミネラルの基準値（参考値）

ミネラル	マグネシウム（Mg）	1.6〜2.1 mg/dL
	カルシウム（Ca）	8.5〜10.1 mg/dL
	リン（P）	2.4〜4.3 mg/dL
微量元素	クロム（Cr）	0.12 ± 0.05ng/dL
	モリブデン（Mo）	0.59 ± 0.23ng/dL
	マンガン（Mn）	0.7/dL 以下
	鉄（Fe）	男性60〜200 μg/dL
		女性50〜160 μg/dL
	銅（Cu）	70〜130 μg/dL
	亜鉛（Zn）	80〜150 μg/dL
	セレン（Se）	10.6〜17.4 μg/dL
電解質	ナトリウム（Na）	137〜146 mEq/L
	カリウム（K）	3.4〜4.7 mEq/L
	クロール（Cl）	101〜110 mEq/L

＊測定法により値は若干異なる。

るときは、多めに投与して臨床経過をモニタリングしつつ調整する。過去の栄養補給の状況、病状などにより必要量に個人差があることを念頭に置く。

» 経口摂取や経腸栄養法では吸収率を考慮するが、経静脈栄養法では吸収率を見込む必要がない。

 水分必要量

🍒 水分のアセスメント

» 浮腫や脱水は体重の変化にも影響を与える。

» 浮腫は栄養状態の低下、肝硬変（腹水）、ネフローゼ症候群（下肢や顔面の浮腫）などによる低アルブミン血症や心不全（胸水）でみられる。

» 脱水は細胞外液量（ナトリウムと水）が減少した状態で、水分

●水分欠乏型脱水症とナトリウム欠乏型脱水症の比較

症状・特徴	水分欠乏型脱水症 （高張性脱水）	ナトリウム欠乏型脱水症 （低張性脱水）
口渇感	あり	なし
口腔・舌の乾燥	あり	なし
立ちくらみ	なし	あり
全身倦怠感	あり	あり
頭痛・悪心	なし	あり
痙攣	なし	あり
体温	上昇	不変
尿量	減少	血圧低下により減少
血圧	低下なし	低下
血清Na$^+$濃度	上昇	低下
尿中Na$^+$濃度	やや低下	低下

欠乏型脱水（高張性脱水：水分の摂取が不十分、排泄の過剰）、ナトリウム欠乏型脱水（低張性脱水：嘔吐、下痢、利尿薬など）がある。

» 水分出納、症状、血圧、ヘマトクリット値、尿素窒素、クレアチニン比（BUN/Cr）の上昇、体重減少などで評価し、水、ナトリウムのいずれが不足しているかを検討する。

» 尿比重は脱水で増加し、水分過剰摂取、下垂体性尿崩症、腎不全、糸球体腎炎、腎盂腎炎などで減少する。

🍠算定方法

» 水分必要量は体表面積や体重などから検討する。腎機能低下や浮腫・脱水がなければ1kcal 当たり1mL、体表面積（1m²）当たり1,500mLを目安とする。

» 発熱、室温が高い、下痢、瘻孔（ろうこう）、ドレナージなどにより水分喪失が考えられる場合は、水分バランスをモニタリングして、投与量を増加する。

（寺本房子）

第 2 章

栄養療法の実践

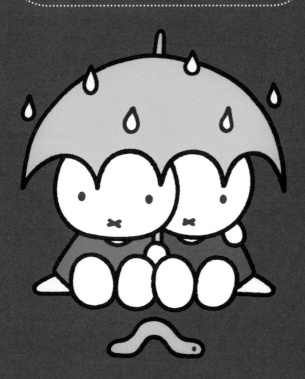

栄養ケアプラン の立て方

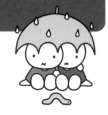

栄養投与ルートの決定

» 経口摂取が最も生理的な栄養摂取方法である。

» 経腸栄養法は、消化管を安全に使うことができる場合に選択する。4週間以内であれば経鼻経管栄養、長期にわたる場合は胃瘻または腸瘻を造設して栄養投与を行う。

» 腸管が使用できない場合は経静脈栄養法とし、2週間以内に経口や経腸栄養に移行できる場合は末梢静脈栄養、2週間以上の長期の場合は中心静脈栄養 (TPN) を選択する。栄養障害の程度により、すぐにTPNを施行する場合もある。

栄養量の決定

エネルギー必要量

» エネルギー必要量は、現体重当たり25～30kcalを乗じる方法で算出し、投与分からの体重変動により修正していく。

» 浮腫がある人は平常時体重、肥満の人は標準体重を用いる。

» 低栄養患者は、段階的に必要量にもっていく。

» 急性期の重症患者は、7日目くらいに25kcal/kgになるよう徐々に増やす。ただし、静脈からの栄養補給は水分、電解質くらいにする。

» 終末期のがん患者のエネルギーは、悪液質の出現とともに生体への負荷を減らすため5～15kcal/kgへ切り替える。

🐚 タンパク質必要量

» タンパク質は一般に1.0〜1.2g/kgで、経過をみて調整する。

» 腎機能障害がある場合は0.6〜0.8g/kgで経過をみる。

» 非タンパク質カロリー/窒素比 (NPC/N) は150〜200で設定するが、侵襲下ではタンパク質の必要量が増えるため100〜150 (高度〜中度) と低くなる。

🐚 脂肪・糖質必要量

» 脂肪は総エネルギーの20〜30%、糖質は50〜65%を投与。COPDや糖尿病では糖質を減らし、30〜50%を脂肪で摂る。

» 糖質は脳・赤血球・神経組織のエネルギー源として、1日最低100g (400kcal) 必要である。

🐚 水分必要量

» 水分必要量は、維持量に不足分 (発熱、下痢、ドレーンからの排液 など) を追加して求める。維持量は76歳以上25mL/kg、30歳未満40mL/kg、その間は30〜35mL/kgになる。不足分は、発熱1℃につき200mL、下痢1回につき100mLを追加。

» 浮腫がある場合は維持量を上限とする。脱水では50〜80mL/kgか体重減少量の1/3を追加する方法がある。いずれもinとoutの水分バランスを確認して調整する。

🐚 ナトリウム(Na)必要量

» ナトリウム (Na) は通常70〜100mEqか体重×1.5〜2mEqで経過をみる。

» 浮腫や高血圧がある場合は100mEq以下に制限する。最低25mEq必要である。

» 不足の場合は、維持量に[体重×0.6×(140−血清Na値)÷3]を追加する。投与の際はNa量に対する水分量に注意する。

(高村晴美)

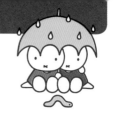

経口栄養法

治療食

治療食とは

» 治療食とは、疾患の治療および回復を効果的にする食事のことで、原因となる食品を制限あるいは除去することで、治療の効果を高めるものである。

» 治療食として入院時食事療養費で特別食加算を算定できるものは、腎臓病食、肝臓食、糖尿病食、胃潰瘍食、貧血食、膵臓食、脂質異常症食、痛風食、フェニールケトン尿症食、楓糖尿症食、ホモシスチン尿症食、ガラクトース血症食および治療乳である。嚥下困難、低栄養に対する食事は、制度上治療食に含まれない。

» 治療食の基準はガイドラインなどを参照に施設ごとで決定することになる。ここでは、栄養管理上、とくに注意する食事について栄養素別に特徴と留意点を示す。

エネルギーコントロール食 （炭水化物コントロール食）

» 低エネルギーを基本としたコントロール食で、とくに炭水化物からのエネルギーを制限した食事である。

» 血糖コントロール目的の場合は、炭水化物のエネルギー比率を50%程度にするとコントロールしやすい。

» 野菜、海藻、きのこ類を多く使用して食事のかさを増やした献立が多い。

該当するおもな疾患

» 糖尿病。

» 肥満あるいは減量を必要とする患者。

» 高中性脂肪血症。炭水化物を制限する。

タンパク質制限食

» タンパク質源を一般常食の1/2〜1/3量に抑える一方、十分なエネルギーが摂れるように考慮した食事である。

» 厳しいタンパク質制限下（タンパク質0.6g/kg/日）では、主食は低タンパク米や低デンプン米といった治療用食品を使用する。

» 十分なエネルギーを確保するには、デンプンや砂糖、MCT（medium-chain triglyceride：中鎖脂肪酸）製品を使用することも多い。

» リンやカリウムも制限する。カリウムは、タンパク質源のほかに野菜、果物類に多いので摂取を減らすが、肝不全では制限しない。リンはタンパク質源を減らせばリン制限も可能となるため、とくにリン含有量の多い乳製品や加工品の制限のみにする。

該当するおもな疾患

» 慢性腎不全の保存期。慢性腎不全の透析導入時は、保存期ほど厳格なタンパク質制限を必要としないが（タンパク質1.0〜1.2g/kg/日）、水分制限が加わる。

» 糖尿病性腎症。タンパク質制限に加えて炭水化物制限も必要とするため、エネルギー源は脂質の割合を増やす。

» 非代償性肝硬変および肝不全。食事でタンパク質を制限す

る一方で、BCAA (branched-chain amino acid：分岐鎖アミノ酸) 製剤もしくはBCAA含有食品を組み合わせる。脂質も制限する。

🦆 脂質制限食 ·······························

» 脂質を普通食の半分以下に抑えた食事となる。おもなエネルギー源は穀物や砂糖類など炭水化物である。
» 脂質は添加する油脂類を中心に制限し、次に脂肪の多い動物性タンパク質源を減らす。魚介類に含まれる脂は免疫力を高めるため、なるべく制限しない。
» 厳しい制限は、同時に脂溶性ビタミンの吸収が少なくなるので、ビタミン類を効率よく摂れる栄養補助食品の併用も必要になる。

🦆 該当するおもな疾患
» 慢性および急性膵炎。
» 胆嚢炎の急性期。術後は一般食で対応可能。
» クローン病。n-6系脂肪酸を制限する。
» 非代償性肝硬変。

🦆 塩分制限食 ·······························

» 塩分量が6g未満となる食事である。このなかには食品中のナトリウム量 (食塩換算で約1.5g) も含まれる。極端に塩分摂取が少なすぎると、食欲不振を招きやすい。

🦆 該当するおもな疾患
» 高血圧症、循環器疾患。
» 浮腫、胸水をともなう疾患。

🦆 水分制限食

» 食事の中の汁物や飲み水を制限することに加え、体内に余分な水分が貯留しないように塩分制限を同時に行う。

» 厳格な水分制限がある場合は、口渇を訴えやすいので、水分を氷片にして摂るなどの工夫が必要である。

🍶 該当するおもな疾患

» 慢性腎不全の透析導入時。

» 高血圧症、循環器疾患。

» 浮腫、胸水をともなう疾患。

🦆 鉄増加食

» 鉄含有の多い食品を利用すると同時にタンパク質が増える。鉄にはヘム鉄と非ヘム鉄があり、吸収のよいヘム鉄が多い動物性タンパク源を増やす。ヘム鉄の吸収を促進するためには、タンパク質源とビタミンCが多い野菜や果物を一緒に摂る。

» ヘム鉄を含む食品は、赤身肉、レバー、カツオ、貝類など。

» 非ヘム鉄を含む食品は、ヒジキ、ホウレンソウなど。

🍶 該当するおもな疾患

» 鉄欠乏性貧血。

🦆 先天代謝異常症に対する治療食・治療乳

» 特定の酵素の先天的異常によって起こる症状を治療するための食事および乳のことである。

» 新生児の先天代謝異常はマススクリーニングによって発見

されるため、生後まもなくから治療用ミルクが開始される。

🧄 該当するおもな疾患

» フェニールケトン尿症、楓糖尿症、ホモシスチン尿症、ガラクトース血症などに用いる。

その他留意すべき食事

🧄 ビタミン K 制限食

» ワルファリンを内服している患者には、ビタミンKを多く含む食品を禁止、あるいは制限した食事とする。

» 禁止食品は、納豆、モロヘイヤ、ホウレンソウなど。摂取量を減らす食品として緑黄色野菜は通常の半分 (50g/日)。

🧄 カルシウム拮抗剤服用時

» グレープフルーツジュースは禁止。

🧄 LES (late evening snack) 食

» 非代償性肝硬変や肝不全の患者に供される食事で、肝臓が夜間にエネルギー不足にならないように就寝前に摂る軽食のこと。摂取量は150〜200kcal程度にし、BCAAを多く含む栄養補給食品を利用することもある。

🧄 アレルゲン除去食

» アレルギーの原因となる食品を取り除いた食事のことである。食物アレルギーは乳児期に多く、単に除去するだけでは、栄養不足になることがあるので、代替品の利用を考慮する。

» 食物アレルギーが起こりやすい食品として、食品衛生法で原材料に表示が義務付けられている食品に、小麦、ソバ、牛乳、卵、落花生、エビ、カニがある。これらはアナフィラキシーショックなど重篤な症状を引き起こしやすい。

» 表示が推奨されるものは、クルミ、キウイフルーツ、リンゴ、オレンジ、アワビ、イクラ、イカ、サケ、サバ、牛肉、鶏肉、豚肉、ゼラチンなど。

(柿崎洋子)

 栄養管理のポイント

» 糖尿病の患者の場合は、野菜を増やしてかさを増やし、炭水化物の少ないタンパク質源のおかずや高タンパク質の栄養食品を追加する。油脂は炭水化物を含まないため、食後血糖値に影響しないことから、糖尿病食でも控えすぎないようにする。

» 食事の摂取が少ない塩分制限食の患者の場合は、一般食に変更するか、嗜好品で塩分を増やす。

» ビタミンB_1不足は食欲低下を助長するので、ビタミン補給が可能な栄養食品を利用するのもよい。

» タンパク質制限食をしている場合は、低栄養を予防することを優先し、食欲が戻るまで制限を解除するのが望ましい。

» 少量でエネルギーを効率よく摂る方法として、MCT（中鎖脂肪酸）製品の利用や、しその実油などをポタージュや汁物に混ぜるなどがある。

介護食

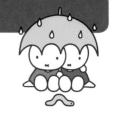

🦆 介護食とは

» 介護食とは、身体機能的に介護が必要な患者のための食事のことをいう。

» 一般に咀嚼（そしゃく）や嚥下（えんげ）に障害があり、通常の食事では摂取困難な場合に食べやすい形態に調理・加工した食事を指す。ただし、上肢に障害があり、食べ物を口に運ぶという動作が困難で介護を必要とする場合は、使用する食器を工夫する。

🥄 軟菜食（なんさいしょく）

» 消化のよい軟らかい食材を使用したり、食材を十分に煮て、食べやすくした食事をいう。

🥄 刻み食

» 咀嚼が弱い患者向けに、軟菜食を刻んだもの。細かく刻みすぎると、口の中でばらつき、誤嚥のリスクとなる。また、箸でつかめない形態は、機能訓練の妨げになることもある。

🥄 ミキサー食

» 軟らかく調理した食品をミキサーにかけてペースト状にした食事。歯がなくても摂取可能なため、咀嚼機能を低下させる。咀嚼機能回復が見込めるのであれば、食形態の段階を上げることができないかを定期的に再評価する（摂食・嚥下障害 068 ページを参照）。

🦆 介護食の注意点 ⋯⋯⋯⋯⋯⋯⋯⋯⋯

» のどに詰まりやすいものや口の中に残りやすい以下のような食品は注意する。

①水分が少なくパサつき、口の中でばらつきやすい食品：パン、ゆで卵、焼き魚、脂肪の少ない魚や鶏肉、クッキー、ナッツ類など。

②口腔内に付着しやすい食品：餅や団子、海藻類、ウエハース、とろみの強すぎるもの。

③繊維が多く、口の中に残りやすい食品：ごぼう、青菜類。

🦆 ユニバーサルデザインフード

» 日本介護食品協議会が「利用者の能力に対応して摂食しやすいように、形状、物性、および容器等を工夫して製造された加工食品および形状、物性を調整するための食品」と、その自主規格で介護食を定義している。

» 自主規格では、ユニバーサルデザインフードの「区分1〜4」の段階について協議会独自の物性値を設定しており、該当する食品にはロゴマークが表示されている（066ページ表）。

» ユニバーサルデザインフードは、通常の食事と同じように味付けがしっかりされているため、同じ形態の離乳食とは異なる。

🦆 自力で食べることが困難な場合 ⋯⋯⋯⋯⋯⋯

» 上肢の筋力低下や麻痺があり、箸や食器をうまく持てない場合は、スプーンやフォーク、食器をプラスチック製の軽い

ものにする。また、介護用食器（自助食器）を利用するのもよい。

» 自助食器には、落としても割れない素材の軽いもので底に滑り止めがついていたり、食べ物をすくいやすいように、スプーンの持ち手や食器の淵に傾斜をつけたりするなど、工夫したものがある。

（柿崎洋子）

●ユニバーサルデザインフードの区分表

区分		区分1 容易に噛める
噛む力の目安		硬いものや大きいものは やや食べづらい
飲み込む力の目安		普通に飲み込める
かたさの目安	ごはん	ごはん〜軟らかごはん
	魚	焼き魚
	卵	厚焼き卵
物性規格	硬さ上限値 N/m²	5×10^5
	粘度下限値 (注1) cP	

注1：粘度の単位はcP（センチポアズ）で表記されている。
　　参考　経腸栄養剤1〜10cP、コーンポタージュ430cP。
　　　　　半固形化栄養剤（食品）2,000〜20,000cP、
　　　　　ヨーグルト2,000cP、はちみつ6,800cP、マヨネーズ45,000cP
注2：「ゾル」とは、液体、もしくは固形物が溶体中に分離しており、流動性を有する状態をいう。「ゲル」とは流動性を失い、ゼリー状に固まった状態をいう。

栄養管理のポイント

» 介護食は、咀嚼(そしゃく)、嚥下(えんげ)といった機能的な部分への配慮が中心で、使用する食材も消化のよい、軟らかいものが多い。
» 栄養的には、水溶性ビタミン、n-3系多価不飽和脂肪酸、亜鉛、鉄が不足しやすい。したがって、不足栄養素を補うため、経腸栄養製品や治療用食品を使用することも考慮する。

区分2 歯茎でつぶせる	区分3 舌でつぶせる	区分4 噛まなくてもよい
硬いものや大きいものは食べづらい	細かくて軟らかければ食べられる	固形物は小さくても食べづらい
ものによっては飲み込みづらいことがある	水やお茶が飲み込みづらいことがある	水やお茶が飲み込みづらい
軟らかごはん〜全粥	全粥	ペースト粥
煮魚	魚のほぐし煮 (とろみあんかけ)	白身魚のうらごし
出し巻き卵	スクランブルエッグ	軟らかい茶碗蒸し (具なし)
5×10^4	ゾル (注2)：1×10^4 ゲル：2×10^4	ゾル：5×10^3 ゲル：5×10^3
	ゾル：1,500	ゾル：1,500

日本介護食品協議会が作成した「ユニバーサルデザインフード」のロゴマーク。

摂食・嚥下障害 への対策

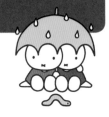

🦆 摂食・嚥下障害とは

- » 摂食 (ingestion) とは、食べ物を認知し、口の中に取り込まれてから胃までのすべての過程をいう。嚥下 (swallowing) とはそのうち飲み込みの過程を指す。
- » 摂食・嚥下の過程は表のように5段階あり、その過程のどこかが障害された状態を摂食・嚥下障害という。
- » 摂食・嚥下障害の問題点は、誤嚥性肺炎、窒息、脱水、低栄養だけでなく、食べることの楽しみといったQOLの低下も招くことである。
- » 対策は、適正な嚥下評価を行い、食事の形態、食べる姿勢、食事介助の方法などに留意することである。

摂食		先行期	食べ物の認識
		準備期	口への取り込み
	嚥下	口腔期	咀嚼と食塊形成
		咽頭期	咽頭への取り込み
			咽頭を通過し、食道への送り込み
		食道期	食道通過

🦆 嚥下障害が起こりやすい疾患・状態

- » 脳血管障害急性期。多くは1～2週間で自然改善する。
- » 廃用症候群。長期臥床による機能低下をきたしている。

》 急性期に経管栄養を施行し、そのまま長期化した場合。

》 嚥下機能に影響がある薬剤の使用。抗精神薬、抗うつ薬、睡眠薬、筋弛緩薬など。

🦆 嚥下評価 ....

①反復唾液嚥下テスト（RSST：repetitive saliva swallowing test）

》 口腔内をしめらす、あるいは唾液をためて空嚥下をさせ、30秒以内に3回以上できれば「嚥下機能あり」と評価される。唾液をためるのが容易でないので、高齢者、意識レベルが低下した患者、口腔内の乾燥がある患者の評価は困難。

②飲水テスト

》 口腔ケアのあと、少量の水 (3mL) を2回試飲させる。むせがなければ、15mLの水を再度試飲させる。

》 飲水前後に「アー」と発声してもらい、声質に変化がないか確認する。

③ビデオ内視鏡検査 (VE)、嚥下造影 (VF)

》 VE (video endoscopy) は内視鏡を使用する評価方法で、直接組織の観察ができ、呼吸・発声音変化の把握も可能である。

》 VEでは唾液や痰の貯留、咽頭の形状、さらには実際の食物を使用して咽頭残留、咽頭侵入の有無や量を観察できる。

》 VF (video fluoroscopy) はX線を使用し、摂食・嚥下の一連の動作を観察できる。誤嚥の有無、量、喀出度に鋭敏で、飲水テストでは確認できない不顕性の誤嚥も検出可能である。

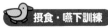 **摂食・嚥下訓練**

間接訓練

» 直接食べ物を用いないので、誤嚥、窒息の心配がなく行う
ことができる。一方で、食べ物が口に入らないので、意欲
が続かないこともある。代表的な訓練法を以下に示す。

- 頸部のリラクゼーション（嚥下体操）。
- 口唇、顔面の運動。口唇の突き出し「ウ」、口唇の横ひき「イ」、
  頬を膨らませたり、ひっこめたりする。口腔内保持機能の改善を
  期待できる。
- 喉のアイスマッサージ。浸水し凍らせた綿棒を少量の水につけて、
  軟口蓋や舌根部を軽く刺激し、空嚥下させる。
- 皮膚のアイスマッサージ。氷をビニール袋に入れ、顎下腺、耳下
  腺の上の皮膚をマッサージする。唾液線を刺激し、唾液の分泌を
  抑える訓練となる。
- 咳嗽訓練は咽頭閉鎖機能改善、痰や誤嚥物の除去訓練になる。

直接訓練

» 直接訓練では、食物の選択と適切な姿勢の保持が重要。
» 食べ物を認識させ（見る、嗅ぐ）、食事にむかう準備をする。
» 姿勢はベッドアップ90度が望ましいが、30度臥床頸部前
屈位から段階的にアップさせる。背もたれやまくらを用いて、
姿勢が崩れないようにする。
» 摂食訓練は、最初に離水しにくい増粘性多糖類を用いたゼ
リーから開始し、徐々にステップアップしていく。

食事の形態

» 水分でむせが認められないときは、食事を開始する。義歯

が合わない場合は、刻み食やペースト食から開始する。

» 水分ではむせるが、ゼリーではむせない場合、ミキサーによるペースト食やとろみをつけた軟菜食（なんさいしょく）に上げる。

» 嚥下機能の評価は、定期的に行い、レベルに応じて食形態を変更していく。

🦆 食事時の姿勢 ....

» 食事時の姿勢が崩れていると、無駄に腹圧がかかり、誤嚥・嘔吐のリスクが高まる。以下に、姿勢のとり方を示す。

> • ベッドアップ時はずれが生じないよう、必ず背抜きを行う。また、股関節はベッドの膝上げかクッションを利用して、前方に滑り出さないようにする。
> • 視野を安定させるために頸部は軽度屈曲位をとる。
> • 可能であれば、ベッド上より椅子に座る。
> • 椅子に座るときはできるだけ90度を保つ。
> • テーブルの位置は腰の当たりにくるように調整し、食べ物がとりやすい距離をとる。

🦆 食事介助時の注意点 ....

» 一口量はティースプーン1杯程度にする。

» ゼリーは砕かずスライス状にする。

» 介助して食べさせる場合は、患者の舌背にスプーンを置いてから口唇を閉じてもらい、やや上方へ引き抜くようにすると、咽頭への送り込みがしやすい。

» 飲み込むときは、飲み込むことに意識を集中させ、返答を促すような話しかけはしない。

» 介助は患者と同じ目線になるように椅子に腰かけて行う。

(柿崎洋子)

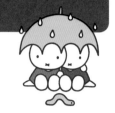

経腸栄養法

経腸栄養時 の看護

 経腸栄養投与時の対応 ....

体位

» ベッドアップ45度（半座位）または可能な範囲でベッドの背もたれを上げる。上半身を挙上することで噴門や胃底部の位置が高くなり、逆流を防ぐことができる。

チューブの位置の確認

» 咳嗽（がいそう）などで自然と抜けてくることがあるため、胃内注入音の聴取やX線写真による確認、胃内容物の吸引、pHチェッカーなどでチューブの位置を確認する。

胃内残留の確認

» 胃内残留が多いと逆流や嘔吐の原因になるため、経腸栄養投与前にはシリンジで引いて確認する。

注入速度

» 最初は25～30mL/時から徐々に流速を上げていく。腸瘻（ちょうろう）からの投与、持続投与などでは積極的にポンプを使用する。

チューブ内のフラッシュ

» 投与後はチューブ内を白湯20mL、その後エア20mLでフラッシュすると、チューブのつまりが起こりにくくなる。

投与後の体位

» 胃食道逆流や嘔吐を防ぐため、ベッドアップ30度以上を30分～1時間保つ。

🍶 細菌汚染予防

» バッグやチューブ類の清潔操作に注意する。

» 一般的に経腸栄養剤は8〜12時間以内に投与する。経腸栄養内の細菌数が安全な量は開始後8時間までであり、冷蔵により細菌の増加が抑えられる。

🦆 経腸栄養時の合併症と対策

🍶 誤注入、誤嚥性肺炎

» 気道内への誤注入と嘔吐や胃食道逆流による誤嚥は致死的な事態である。

» 対策は、チューブの位置、体位、速度、胃内残留のチェック。

🍶 潰瘍

» 経鼻胃管では鼻孔、咽頭、食道潰瘍のリスクがある。

» 対策は、鼻孔に当たらないようチューブ固定の工夫、細いチューブ(8〜10Fr)への交換。

🍶 下痢

» 経腸栄養では固形便にはなりにくいが、水様便が1日数回続く場合は注意が必要である。

» 対策は、低速投与へ変更、栄養剤の変更。

🍶 チューブの誤抜去

» 自己・事故抜去は誤嚥のリスクが極めて高い。抑制を行うときは、必ず外す時間を設けることが必要である。

🍶 代謝異常

» 高血糖、低血糖、低ナトリウム血症、高ナトリウム血症、アシドーシスなどがある。投与中の経腸栄養剤の特徴や含まれる電解質量を把握したうえで投与することが重要。

(川端千尋)

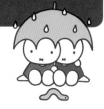

経腸栄養法

経腸栄養の適応

» 経腸栄養の適応は、医学的、心理的、経済的、社会的および倫理的要因を考慮し、病歴や現在の栄養状態、基礎疾患の診断と予後に基づいて検討、決定する。

🦆 投与経路の選択

» ASPENのガイドラインでは、食欲不振や嚥下障害などで十分に食べられないときや、食べる意思はないが消化管が機能している場合は、経腸栄養の施行を進める。

» 経腸栄養法の経路は、経鼻法と経瘻孔法に分類でき、誤嚥のリスク、消化管の症状および経腸栄養法の予定期間などさまざまな要因を考慮して決定する。

» 経鼻法は、数週間は栄養補給が必要だが経口摂取ができない、胃瘻造設の判断に迷うときなどに行う。30日以内の短期間とするのが一般的である。チューブの留置場所により経鼻胃管、経鼻十二指腸、経鼻空腸がある。

» 経瘻孔法は、経鼻法による経腸栄養が30日を超える、経鼻経路が使用できない、誤嚥のリスクが高いなどの患者を対象とする。外科的、内視鏡的または経皮的手法によりチューブを食道（食道瘻、頸部咽頭瘻）、胃（胃瘻、胃十二指腸瘻、経胃瘻的空腸瘻）または小腸（空腸瘻）に留置する。

🦆 ASPEN ガイドラインによる適応基準 ・・・・・・・・・・・・・

🥄 適応

» 過去5〜7日間以内に10%超の体重減少。低アルブミン血症。経口摂取が不十分なタンパク質・エネルギー栄養不良。

» 過去7〜10日間以内の摂取が50%未満であるが栄養状態が良好で、消化器疾患、咀嚼(そしゃく)または嚥下障害のない患者。ただし、経験的には咀嚼・嚥下障害はあっても可能。

» 体表面積の25%を超える熱傷などに起因する重度ストレス。

» 50〜90%の腸切除。

» クローン病などで起こりやすい腸管皮膚瘻からの排液量が1日当たり500mLを超えない場合。

🥄 有用な可能性がある場合

» 摂食障害、粘膜炎症などをともなう化学療法、放射線治療。

» 肝不全、または腎不全。

» 外傷、術前準備。

🥄 経腸栄養の効果が限定的な場合

» 手術直後。

» 食物摂取の減少をともなう口内炎、悪心、嘔吐、下痢を惹起する集中化学療法。

» 通常は中心静脈栄養(TPN)が必要とされる、残存小腸10%未満の重度短腸症候群 (消化管への栄養投与が腸粘膜細胞の再生に栄養的な効果を及ぼす可能性がある)。

🥄 不適応

» イレウス、重症の腸炎 (下痢)、重度の急性膵炎、ショック、繰り返される嘔吐。

(徳永圭子)

075

経腸栄養の用い方・選び方

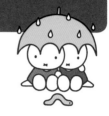

 経腸栄養法のルートの決め方 ・・・・・・・・・・・・・・・

アクセス部位の決定要因

» 決定要因は、以下の4つである。

①誤嚥のリスクの有無：感覚中枢の状態、咽頭反射、逆流などをみる。問題があれば経鼻胃管以外のルートを選択する。

②患者の快適性：日常生活が行いやすい部位選択をする。

③消化管の状態：上部の瘻孔や重度の食道裂孔ヘルニアなど上部消化管に問題があれば腸瘻を設置する必要がある。

④予測施行期間：30日以内に食事摂取量増加や嚥下機能の改善見込みがたたない場合は、瘻孔法を選択する。

部位の決定 ・・・・・・・・・・・・・・・・・・・・・・・・・・・・・・・

胃

» 適応は、胃内容物排出が正常で、胃に原疾患がない場合。経鼻法では加えて咽頭反射の温存、胃食道逆流がないこと。

» 利点は、アクセスが容易で食物の貯蔵場所であること。細菌に対するバリアとして働き、空腸瘻より下痢が起こりにくい。

» 欠点は、空腸瘻より誤嚥のリスクが高くなること。

🍡 十二指腸（幽門後）

» 適応は、胃食道逆流のリスク、胃不全麻痺、胃内容物排出障害、胃から上部の消化管の狭窄、瘻孔、腫瘍などの疾患。

» 欠点は、胃の細菌バリアの欠如、チューブが胃側へ移動しやすいことなど。

🍡 空腸

» 適応は、胆道閉塞（胆管癌・結石）、膵炎、上部消化管の瘻孔、胃食道逆流症（GERD）などの疾患。

» 利点は、手術直後でも早期経腸栄養が可能なこと。エビデンスはないが誤嚥リスクが少ないと期待される。

» 欠点は、投与量が多いと下痢を生じやすく、持続投与が必要なこと。

🦆 チューブの選択

🍒 材質

» 無毒性、胃液の影響を受けにくい、圧力への耐久性がある、柔軟でX線不透過性、手ごろな価格という特性で選択する。

» シリコンとポリウレタンは、耐久性があり、挿入の違和感がないため嚥下への影響が少ない。X線不透過性である。

» シリコンは内腔が狭く、吸引により破損しやすい。ポリウレタンは20mL未満のシリンジでの吸引により破損しやすく、ねじれやすい。ラテックスはアレルギーのリスクがある。ポリ塩化ビニールは時間がたつと硬くなりやすい。

» シリコンとポリウレタンは、比較的購入コストが高い。

🍒 デザイン

» サイズは、外径フレンチスケール（1Fr = 0.33mm）でみる。

» 経鼻胃管の8Fr未満は小児、8〜12Frは成人に用いる。

» 小口径のチューブは、経鼻法では咽頭の異物感や鼻咽頭刺激、呼吸や嚥下への影響が小さく、消化管の潰瘍形成や穿孔リスク、下部食道括約筋の損傷を最小限にできる。

» 10Fr以下のサイズで食物繊維入り製品を自然落下させると詰まりやすい。ポンプを使う場合は、口径は関係ない。

» 胃瘻用は12Fr以上（20〜24Frが多い）、空腸瘻用は6〜10Fr。

» ほかに特徴として先端の小孔位置、Yポートコネクター（Y字形の二股コネクター）などがある。

🦆 各栄養法の留意点

🥄 経鼻法

» 利点は、ベッドサイドで留置が可能であること。

» 欠点は、胃食道逆流、嚥下訓練の障害、鼻翼潰瘍になりやすいこと。チューブの内径が狭いため容易に閉塞し、抜去を起こしやすいことも欠点になる。

» 胃管留置は剣状突起から25cmを目安に長さを決定し、胃内に挿入する。成人で60cm以下である。

» 幽門後留置は十二指腸下行脚、または空腸起始部に置く。

» チューブ先端位置は、X線での確認が一番よい。簡易法には、消化液を吸引してのpH測定（胃は酸性）、通気による音を聴く聴診などがある。

🥄 胃瘻

» 胃・十二指腸瘻は、胃全摘術後の空腸瘻造設術に代わる手段として、また、胃瘻での胃食道逆流による合併症を回避するために造設される。

» 利点は、経鼻胃管に比べ、胃内容物の誤嚥リスクが低い、目立たない、耐久性が高いことなど。

🦴空腸瘻

» 経胃瘻的空腸瘻造設術(PEJ：percutaneous endoscopic jejunostomy)は胃瘻からチューブを胃内に入れて空腸に留置する方法で、減圧目的や胃食道逆流がある場合に施行する。

» 利点は、小腸の運動性は12時間ほどで回復するため早期経腸栄養が可能なこと。胃食道逆流による嘔吐の危険性が胃瘻より少ないため、頭部挙上が低くても経腸栄養を投与できる。

» 欠点は、開始速度は20〜25mL/時と低速で、持続投与を必要とするためボーラス投与(大量瞬時投与)が不可能なこと。早い注入速度に消化管が不耐を生じやすい。チューブが細く閉塞が容易に起こる。

🦴経皮経食道胃管挿入術

» 経皮経食道胃管挿入術(PTEG：percutaneous transesophageal gastro-tubing)は、胃切除後に経皮的内視鏡下胃瘻造設術(PEG：percutaneous endoscopic gastrostomy)が不可能な場合や、滑脱型食道裂孔ヘルニアの場合に行う。

» 利点は、PEGに比べ、造設後に開口部が安定しやすく管理が容易であること。

» 欠点は、チューブが12Frと細く、40cm程度の長さがあるため薬物注入後詰まりやすいこと。造設時の重要血管や甲状腺の誤穿刺の可能性、造設時間が長いことなど。

» 左頸部の食道内で膨らませた特殊バルーンを超音波下で穿刺し、X線で透視しながら残胃あるいは腸内にガイドワイ

ヤを入れてチューブを挿入する。

推奨ケア ··

» 以下のケアを毎日行う。

① チューブ位置の確認：簡易法で消化液を吸引して pH 測定 (胃は酸性)、通気をして聴診などを行う。

② チューブの清潔：経腸栄養と薬物投与後には、必ず水 30mL で洗浄を行う (フラッシュ)。酢水の充填は、汚れがあるとタンパク質の凝固により閉塞の原因となるため、チューブが新しい時期に開始する。

また、開口部をポピヨンヨードで消毒する。

③ アクセス部位のケア：皮膚を中性石鹸で洗浄する。チューブ周囲の皮膚を乾燥状態にし、圧迫を防ぐためティッシュで作ったこよりを巻く。チューブを 360 度回転させる。

④ 固定状況の確認：アクセス部位外側のチューブ部分の長さに変化がないか確認する。皮膚とディスクの間に 2cm 程度の余裕をもたせ圧迫を回避する。バルーンチューブでは、バルーン内の水がないと抜けやすくなるため、入っているか確認する。

(德永圭子)

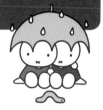

経腸栄養の投与方法と注意点

 投与方法の種類

持続投与・周期的投与

» 持続投与とは24時間かけて持続的に投与すること。周期的投与とは16〜20時間かけて持続的に投与すること。

» 利点は、低速で投与するため、誤嚥、下痢のリスクが少ない。経静脈栄養の減量を行う一方で、目標量の達成が早いため、医療費を軽減できる。

» 欠点は、胃を空にする時間がなく、行動が制限されること。またポンプの使用が必要なため、コストがかかる。

» 適応となるのは、腸管粘膜の減弱が起きる7日以上の長期経静脈栄養後の経腸栄養開始時や、下痢や腹部膨満が起きやすい幽門後から投与する小腸瘻、空腸瘻の患者。投与量が多く、速度が速いことによる胃内貯留による誤嚥のリスクが高くなる場合。リハビリテーションや透析などの目的で日中に時間を空ける場合は、周期的投与を行う。速度の上昇による下痢、悪心・嘔吐、腹部膨満があるときや食事の併用による腹部膨満の予防などに適している。

間欠的投与

» 消化管を休ませる時間を間欠的にとり、3〜4時間ごとに30〜40分かけて投与する。

» 利点は、消化管の休息ができ、生理的負担の軽減、細菌の定着を軽減できることなど。

» 欠点は、短時間投与のため腹部膨満、下痢、嘔吐などの消化器症状が出やすいこと。経口との併用では腹部膨満による食欲低下が起こりやすいなど。

🦆 ボーラス投与

» 1回10〜15分という短時間に多くの量を投与する方法。

» 欠点は、胃への投与に限定されること。急速投与による腹部膨満感が起こりやすいなど。

🦆 投与システムの種類

🦆 自然落下法

» ローラークランプを締めることにより投与量を調節（成人用：20滴で1mL）し、重力を利用して注入する方法。一般に、コンテナ（バッグ）は高い位置に吊る。

» コストはかからないが、欠点としては、患者の体位、ローラークランプの精度により投与速度に変化が起き、投与スケジュール通りにならないことがある。

» 60mL/時未満の設定が不可能。流れが止まりチューブ閉塞になりやすいことも欠点となる。

🦆 注入ポンプ

» 閉塞、バッテリー低残量、投与終了などを知らせるアラームシステムがあり、投与総量および投与済み量も表示でき、携帯も可能である。

» 定量ポンプよりも蠕動ポンプが使用されている。

» 利点は、投与スケジュールが一定の速度に設定でき±10%

の精度で行えること。液体であれば経腸栄養製品を選ばない。どのような速度設定も可能なため、看護時間を短縮できること。高浸透圧の経腸栄養製品の急速投与で生じる下痢の発生が減少することなど。

» 欠点は、ポンプ、専用のバッグ・ルートの購入のため維持費がかかること。

🦆 投与量 ....

» 経腸栄養で必要栄養量の30〜50％が充足できれば経静脈栄養を50％に減量、75％が充足できれば経静脈栄養を中止する。50％を充足できるまで50mL/時で投与する。

🦆 速度別の留意点 ....

🧅 50mL/時未満

» 50mL/時未満では、持続投与か周期的投与を行う。

» 初期投与は20〜25mL/時の持続投与または周期的投与で開始し、胃内容物の排出、下痢、腹部膨満などがなければ50mL/時に上げる。

» 重症患者や循環動態が不安定な患者は、消化吸収に問題がないか、消化管症状を起こさないか、代謝はどうかを確認しながら20〜30mL/時で開始する。自信がもてない場合は10〜15mL/時にする。

» 空腸瘻、小腸瘻の場合、20〜30mL/時以下で開始し、10〜25mL/時ずつ上げる。

» 血糖値が高く、インスリンでのコントロールが必要な場合は、24時間の持続投与が安全で実用的である。

» 胃内容物排出に問題がある場合（胃不全麻痺、安静中など）は、50mL/時未満の持続投与が推奨される。

» 経腸栄養投与前から下痢がある場合、消化態栄養製品を20〜25mL/時以下か、半消化態栄養製品10〜15mL/時で開始するのが望ましい。下痢が増強しなければ、速度を上げる。

» 下痢が続くときは、速度、栄養製品の組成、汚染など経腸栄養による問題がないかを確認する。下痢がなかった時期の速度に落として3日間の排便変化を評価する。変化がないときや、原因がわからないときは、一時中断して改善するかどうかを観察する。

🛎 50mL/時以上

» 50mL/時で下痢、嘔吐がなければ、25mL/時ずつ速度を上げる。ただし、過去に速度を上げて嘔吐や誤嚥をしている場合は10〜15mL/時ずつ上げる。

» 数日前まで消化管を使用していた場合は、50〜100mL/時で開始し、25〜50mL/時ずつ上げる。

» 口腔外科的な障害の場合は、600〜800mLを30分程度で投与することもできる。

» 消化器症状のリスクがあるが間欠的投与を希望する場合は、50mL/時で3〜4時間を4回投与して経過をみる。

🦆 計画時の注意点 ‥‥‥‥‥‥‥‥‥‥‥‥‥

» 投与時間と投与量を先に設定すると、投与速度が決まる。

» 100mL/時以上では、1日の投与量にもよるが、間欠的投与になることが多い。

» 経腸栄養製品のサービングサイズ（容量）を考慮する。

» 持続投与では、おおむね3〜5日で必要量に達する。合併症や消化管症状が心配な場合は、7〜10日かけて投与する。その後、投与速度が100mL/時程度になったら間欠的投与に移行する。

» 経腸栄養からはエネルギーを補給し、経静脈栄養からは水分とナトリウムの不足を補いながらトータルバランスを整える。

投与時の注意点

» 体位は、ベッドアップ30度または45度か、座位を基本とする。

» フラッシュ（チューブ洗浄）は、持続投与・周期的投与では4時間ごとに、間欠的投与では投与終了時に水30mLで行う。

» 胃内残留物確認は、経腸栄養投与前に必ず行う。胃瘻で100mL以上（経鼻胃管で200mL）の経腸栄養の色をした内容物であれば1時間遅らせる。2回連続したら速度を下げてみる。

» 通気をして聴診によりチューブ位置の確認を行う。

（徳永圭子）

経腸栄養製品の種類と使い方

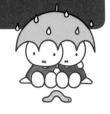

🦆 経腸栄養製品の種類 ･･･････････････････

» 医薬品 (医療保険適応) 扱いとなるものに、エレンタール、ツインライン、ラコール、エンシュアなどがある。食品扱いの製品は食事療養費として1食ごとに徴収できるが、在宅では全額自費となる。

🥄 栄養素の加水分解別分類

①成分栄養製品

» 窒素源はアミノ酸、糖質はデキストリン、脂肪は1〜2%で、すべての成分が上部消化管で吸収され残渣はない。必須脂肪酸欠乏への配慮が必要である。

» 窒素源がアミノ酸のため浸透圧が760mOsm/Lと高く、投与速度が速いと下痢が生じる。よって、低速で開始する。粉末のものは1kcal/mLより低濃度にすることも可能。

» 適応は、術後の栄養保持、クローン病、潰瘍性大腸炎、タンパク漏出性腸症、膵疾患など消化管機能異常がある疾患。

②消化態栄養製品

» 窒素源はペプチドまたは遊離アミノ酸に一部加水分解されたタンパク質、糖質はデキストリン、脂肪は成分栄養製品より多く含有されているものもある。

» 消化にあまり負担をかけないため、消化管が減弱した状態、長期経静脈栄養後の初期投与などに用いる。

» 脂溶性ビタミンが含まれない脂肪含有量がゼロの製品は、開始から7日以内に完全栄養製品に替える。

» 適応は消化管の減弱。クローン病、膵臓疾患にも使用可能。

③半消化態栄養製品

» 三大栄養素のエネルギー比率は、タンパク質15〜16%、脂肪20〜30%、炭水化物50〜60%、非タンパク質カロリー/窒素比（NPC/N）は約100〜150前後で、栄養学的に完全である。窒素源は、乳タンパク質や大豆タンパク質を材料とした分離抽出タンパク質である。

» 消化機能が維持されていれば使用可能。濃度、タンパク質、ナトリウム、カリウムなどの含有量が異なるため、目的に合わせて選択。疾患別に病態別経腸栄養製品を用いる。

🧄その他の栄養組成による分類と特徴

» エネルギー密度が1〜1.2kcal/mLで栄養学的に完全な「標準的経腸栄養製品」、それに食物繊維が入った「経腸栄養製品」、エネルギー密度が1.2〜2.0kcal/mLの「高濃度経腸栄養製品」、三大栄養素および微量栄養素が病態や病状など異なる栄養ニーズに合わせて調合された「病態別経腸栄養製品」がある。

» 高濃度経腸栄養製品は、投与量が制限されているときやエネルギーや栄養素の追加が必要な場合に使う。

エネルギーの密度別の水分量

エネルギー密度 (kcal/mL)	1,000mL当たり	
	水分含有量（mL）（%）	エネルギー(kcal)
1.0〜1.2	800〜860（80〜86%）	1,000〜1,200
1.5	760〜780（76〜78%）	1,500
2.0	690〜710（69〜71%）	2,000

疾患・病態別経腸栄養製品の使い方

① **腎不全**：タンパク質、カリウム、リン、ナトリウムが少なく、高濃度なものを選ぶ。透析が導入されている場合、カリウム、リンが過剰にならなければ、タンパク質が補給できるよう高濃度・高タンパク質の標準栄養製品を用いることがある。

② **肝不全**：分岐鎖アミノ酸が多いもの。肝性脳症をともなう場合や慢性肝不全患者の栄養状態の改善を目的に用いる。C型肝炎の場合は、鉄は6mg/日以下が推奨されている。

③ **呼吸不全**：二酸化炭素の産生を抑えるため、標準より脂肪の含有量が多く炭水化物が少ない、エネルギー密度の高い製品を選ぶ。ただし、急性呼吸不全では標準的な高濃度経腸栄養製品を使うことが推奨されている。

④ **耐糖能異常**：炭水化物の割合が少なく、脂肪の割合が多いものを選ぶ。

⑤ **心臓疾患**：うっ血性心不全の場合は、一般的に水分が少ない高濃度のものを選択する。ワルファリンカリウムを服用している場合は、ビタミンKが250μg/日以下になるものを選ぶ。

⑥ **膵疾患**：脂質の少ないものを選択する。

⑦ **クローン病**：活動期には消化吸収に負担がない成分栄養製品を使う。緩解期には半消化態栄養製品・低残渣食の割合を徐々に増やし、長期の場合は経静脈栄養で脂肪を補給する。

⑧ **免疫賦活**：代謝ストレス下で必要となるグルタミンとアルギニン、n-3系脂肪酸が強化され、タンパク質は5.5g/100kcal前後と多くの製品がある。術前5日間の投与が術後の免疫増強に有益というエビデンスがある。

⑨**免疫調整**：抗炎症作用のある n-3 系脂肪酸と γ-リノレン酸、抗酸化物質などを強化。高濃度アルギニンは炎症の助長や予後を増悪させるため添加されない。急性肺傷害、急性呼吸窮迫症候群、敗血症性ショックなど重症患者に勧められる。

⑩**がん**：体重減少回避のため早期に十分なエネルギー補給をしてタンパク質を増やし、炎症の抑制を目的に n-3 系脂肪酸、抗酸化物質などを強化している製品を選ぶ。

⑪**低栄養**：疾患がある場合は、病態別の経腸栄養製品を選択する。それ以外は、標準の経腸栄養製品のなかでもエネルギー当たりのタンパク質量が多いものにする。また、体重が少ない場合は、高濃度の製品にして別に水分を投与し調整する。

🦆 形状による分類と使用時の留意点 ·············

🔹 粉末

» 水で溶解するための容器が必要。溶解、容器への移し変えなどの準備中に汚染や組成変化などが生じるリスクがある。

» 吊り下げ時間の上限は、4時間である。

» 溶解後の保存は、4℃以下に保たれた冷蔵庫で24時間以内。一般的な冷蔵庫（庫内温度3℃前後）で開閉が多い場合は温度が維持困難なため、保存は12時間を上限にする。

🔹 液体

» 保存容器には、ボトル、テトラパック、缶、バッグがある。

» 吊り下げ時間の上限は、開放系システム（別容器に移し替えが必要）のボトル、テトラパック、缶が8時間、クローズドシステム（閉鎖式輸液システム）のバッグは24時間。開放系システムで開封後の保存は、4℃以下の冷蔵庫で24時間である。

（徳永圭子）

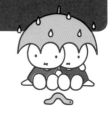

トラブル対策と予防方法

 肺合併症の原因と対策 ．．．．．．．．．．．．．．．．．．．．．．．．．．．

体動による誤嚥

» 経腸栄養が胃内にある時間（とくに投与後2時間以内）に体位修正のために身体を引き上げたり、リハビリ、検査などで身体を動かしたり、体幹が屈曲した体位をとったり、咳き込みなどで腹圧がかかると逆流による誤嚥を引き起こしやすい。

» 対策は、吸引して胃内容物がないことを確認後、身体を動かす。体幹屈曲や咳き込みがある場合、胃内容物が貯留しない速度に下げ、症状がないことを確認しつつ速度を上げる。

嘔吐による誤嚥

» 疾患、胃内容物の過剰、喀痰吸引などが原因である。

» 対策は、脳浮腫改善薬を使用している場合は、嘔吐の有無を投与開始前に確認すること。胃内容物の過剰は、1回量あるいは投与速度によるため、減量・減速して症状を観察する。喀痰の吸引は、経腸栄養投与前に行う。

» 予防するには、胃蠕動運動促進薬を経腸栄養終了後に投与する。経鼻胃管であれば、トライツ靭帯（十二指腸と空腸の境目にある）付近に留置する。胃内残留物の定期的な測定を行い100mL以下であることを確認する。発熱は、吸引で経腸栄養剤が引かれていない限り経腸栄養投与を中止する理由にはならない。よって、経腸栄養は継続する。

🍡 痰の増加

» 投与開始時は、消化管を使うことにより唾液が増加し、咽頭に貯留が起こり、気管への垂れ込みも増える。

» 痰がからみやすい人は、こまめに吸引をして、痰の除去を行う。痰の増加は、一時的なもので次第に減る。

🦆 経腸栄養にともなう病態の原因と対策 ....

🧄 感染症

» 細菌の繁殖やルートの汚染などで起こる。

» 対策は、手袋の着用を徹底すること。経腸栄養製品の吊り下げ時間は、粉末が4時間、開放系システムが8時間、RTH (ready to hang) が24時間以内。ルートやイルリガートルは1回ごとに交換する。胃瘻部分のルート洗浄は、開口部の投薬口 (小口径) もあわせて4時間ごとにフラッシュを行う。

» フラッシュは、チューブをつまみシリンジで圧をかけたときに、つまんだ指を緩めて水が勢いよく流れるように行う。

🧄 便秘・腹部膨満

» 消化管の動きが弱い、水分や食物繊維の不足などで起こる。

» 対策は、週3〜4回の排便があるように、刺激性下剤・緩下剤で調整する。経腸栄養製品は、食物繊維を含むものにし、プレバイオテクス (食物繊維、オリゴ糖の投与) も検討する。

» 便秘・腹部膨満は、嘔吐した吐物を誤嚥する原因となる。長期の経静脈栄養から経腸栄養を開始するときは、消化管を使っていないことなどにより、便秘であることが多い。

🧄 下痢

» 初期投与で経腸栄養剤の投与速度が速い、細菌感染、抗生

薬投与後などに起こる。抗生薬が原因の場合、投与終了後の1週間経過後に起こることがある。

» 予防のためには、初期投与20〜25mL/時と低速にする。この速度で開始し、25mL/時ずつ上げた場合は、速度が原因ではないため、ほかの原因を検討する。抗生薬投与の有無、薬物の副作用を確認し、関与が否定されれば便培養をする。抗生薬使用後の下痢にはプロバイオテクス(乳酸菌など)を用い、それ以外にはプレバイオテクス(食物繊維、オリゴ糖など)を使う。

🐌 高血糖

» 耐糖能異常がある、あるいは血糖値が急に変動した場合は、測定時間が経腸栄養投与中か投与後である、経腸栄養製品の投与速度が速い、経腸栄養製品の質の問題などがある。

» 対策は、糖尿病用の経腸栄養製品に変更し、血糖値測定時間は空腹時に変更して決められた時間で行う。投与速度はワンステップ下げて血糖値を確認する。

🦆 トラブル予防 ……………………………………

①便通を整えて経腸栄養を開始する

» 排便が7日以上ない場合は、嘔吐、誤嚥のリスクが高いため25mL/時で開始し、同時に緩下剤を投与して排便を促す。

» グルタミン・オリゴ糖・食物繊維含有の製品で整腸する。

» 排便なく経腸栄養を開始したときは、排便があるまで流速と量は上げない。

» 週3〜4回の排便リズムをつくる。

②開始時は水注入より経腸栄養剤を低速注入

» 経腸栄養の開始は、水を注入するより栄養剤を低速で注入

したほうが早く栄養補給ができ、安全である。

③ベッドアップ30度以下は投与速度50mL/時を上限に

» 循環動態が安定せずベッドアップ30度以下にする場合、10～15mL/時で開始する。25～30mL/時の段階で胃内容物の逆流がないことを確認後に50mL/時にする。

» 投与速度50mL/時は、投与した経腸栄養が小腸に排出され、胃内に貯留しないといわれているが、胃蠕動運動(ぜんどう)が悪いと胃内に残存する。エビデンスはないが、可能であればチューブはトライツ靭帯を越えた空腸に留置するとよい。

④経腸栄養製品に水、食塩、薬剤の混入はしない

» 経腸栄養製品の汚染を防ぐため、混入は一切しない。

⑤経腸栄養製品は温めない

» 冷たいと腹部症状を起こしやすいとして温めると、細菌繁殖の原因となる。投与中に常温になるため温める必要はない。ボーラス投与の場合は1時間前に冷蔵庫から出しておく。

⑥リハビリ、清拭を配慮した投与時間に

» ベッド上で手足の関節をほぐす程度で体位に影響しないリハビリであれば、経腸栄養はリハビリ中は止めればよい。

» 立位、車椅子への移動など体位を変更する場合は実施2～3時間前に経腸栄養を中止、開始前に胃内容物を確認する。

» 清拭が腹圧のかからない左右へのローリング程度なら、50mL/時以下では一時中断でよい。身体を動かす清拭は、持続投与は周期的投与にし、間欠投与は清拭時間の2時間前に終了させる。

» モニタリングは栄養量、速度を上げる前後で観察。

» 発熱、痰と吸引回数、消化管症状、体位などを確認する。

(徳永圭子)

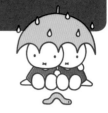

経静脈栄養法

経静脈栄養時の看護

 経静脈栄養時の注意 ....

» 中心静脈栄養法の開始時または終了時は、高濃度の糖の増減により、高血糖・低血糖症状を起こすことがある。定期的に血糖・尿糖の測定を行う。

» 糖質投与速度は5mg/kg/分以下（4mg/kg/分以下が安全）。

» 中心静脈栄養時はビタミン、微量元素の補充が必要。とくにビタミンB_1不足は、乳酸アシドーシスやウェルニッケ脳症を起こすことがある。消化器症状や意識障害に注意する。

» 低栄養患者に急激な栄養投与を行うと、リフィーディング症候群を起こすことがある。血糖値と心電図変化に注意が必要。

» 身体に穿刺（せんし）部位があると、血液凝固因子が亢進（こうしん）し、各種血栓症の危険性が上がる。バイタルサインの変化に注意する。

» 安静臥床が続くと、下肢静脈血栓症の危険性がある。弾性ストッキングをはくなどの予防行動と観察が必要。

感染管理 ....

» カテーテル挿入部位の感染徴候（発赤・熱感・疼痛・腫脹）の有無を観察する。

» 大腿静脈からの挿入では、排泄物による汚染の危険性がある。刺入部の汚染がないようにドレッシング剤を貼る。

» ルートには微生物・異物の捕捉、空気塞栓防止のためにラインフィルターを使用する。

» 接続部が増えると微生物の侵入経路が増える。クローズドシステム (閉鎖式輸液システム) を活用する。

» 中心静脈カテーテル挿入部の包帯交換は約1週間ごと。

» 末梢静脈カテーテルでは、静脈炎徴候・症状 (疼痛・圧痛・発赤・腫脹・浮腫・熱感・排膿など) の有無を観察する。

» 静脈炎予防のため、カテーテル挿入後72～96時間以内にカテーテルの交換を行う。

» 末梢静脈カテーテルより、浸透圧・pHの差が大きい薬剤を投与すると、静脈炎を起こす危険性がある。

ルート管理

» 中心静脈カテーテルの固定がずれていないか確認する。

» 内頸静脈・大腿静脈からのカテーテル挿入では、関節の角度によって滴下が変わりやすいため、体位に注意する。

» 患者の活動を妨げない部位にカテーテルを挿入する。

» 患者の代謝・活動性に合わせ、ドレッシング剤の選択、ルートの固定部位の変更など、カテーテルの抜去予防に努める。

» 薬剤の誤投与予防のため、ルート類の整理を行う。

ポート (完全皮下植え込み式カテーテル) 管理

» セプタム (針を刺す部分) の同じ部位に針を刺すと、皮膚が弱くなり、穴が開きやすく感染しやすくなる。

» ヒューバー針以外の針を使用すると、コアリング (ゴムが削られること) が大きく、すぐに穴が開いてしまう。

» 挿入・抜去には手術が必要なため、感染管理が重要。

(金子真由美)

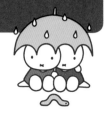

経静脈栄養法

中心静脈栄養の適応とポイント

🦆 おもな適応

» 中心静脈栄養法 (TPN：total parenteral nutrition) は、中心静脈カテーテルを介して栄養輸液を投与する方法である。

» 経口摂取や経腸栄養が2週間以上困難な症例に対して使われる。十分な栄養量を補給できるが、長期留置にともなう合併症も多い。

①経口摂取が不可能または不十分な場合

» 消化管通過障害、経口摂取が不可能な手術前後で高度な栄養障害時、化学療法・放射線療法時の食欲不振や嘔吐などの副作用出現時。

②消化管が使えない場合、消化管の安静が必要な場合

» 短腸症候群急性期、消化管吻合不全、消化管通過障害、炎症性腸疾患急性期、重症膵炎急性期、重症下痢、嘔吐など。

③経静脈栄養法の成果が期待できる場合

» 大手術、重症感染症、高度異化時 (敗血症、多臓器不全、広範囲の熱傷・多発外傷急性期)、循環動態が不安定で厳密な水分管理が必要な場合など。

🦆 適さない場合

» 正常な消化吸収能をもった患者、カテーテル敗血症を合併した場合、末期のがん患者など。

🦆 中心静脈栄養のポイント ....

» 中心静脈カテーテル（CVC：central venous catheter）の挿入経路は、鎖骨下静脈、鎖骨上静脈、内頸静脈、外頸静脈、大腿静脈、肘正静脈 (尺側皮静脈、橈側皮静脈) などである。末梢挿入中心静脈カテーテル（PICC：peripherally inserted central catheter）は、肘正中皮静脈や上腕の尺側皮静脈を穿刺して上大静脈までカテーテルを挿入する。

» CVC は長期留置が可能で、消化管の安静を保ちつつ十分な栄養が補給できる。しかし、カテーテル挿入・留置時に合併症を起こしやすいことが欠点である。PICC は穿刺時の合併症がほとんどないのが利点である。

» 中心静脈栄養は、高濃度・高浸透圧の製剤の投与が可能であるため、必要なエネルギーやアミノ酸などの補給ができる。

» 投与開始時は、脱水や電解質異常があればまず補正する。

» 糖濃度は10％ (1号液) から開始し、糖の処理能力5mg/kg/分を超えないよう順に上げていく。耐糖能異常や侵襲下などのストレス状態では、高血糖のリスクが高いので、上限4mg/kg/分くらいにして血糖値に注意する。

» ブドウ糖主体の経静脈栄養は、過剰になると AST、ALT、γ-GTP、TG が上がるのでチェックをする。アミノ酸の投与量は尿素窒素 (BUN) の値を参考にする。

» 脂肪乳剤は、エネルギーや必須脂肪酸の補給だけではなく、脂肪肝予防のためにも必要である。

» 腸粘膜萎縮によるバクテリアルトランスロケーションを防ぐため、必要以上に長期間にならないようにする。

(高村晴美)

末梢静脈栄養の適応とポイント

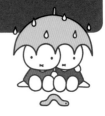

🦆 おもな適応

» 末梢静脈栄養法 (PPN：peripheral parenteral nutrition) は、四肢の末梢静脈から栄養を投与する方法である。PPN は栄養状態が比較的良好な症例で、非侵襲時あるいは軽度侵襲下における短期間の栄養管理に使われる。

» 末梢静脈栄養は十分な栄養量が補給できないので、原則として 2 週間以内の場合に用いる。

①経口摂取が不十分な場合

» 食欲不振、嘔吐、下痢などの消化器症状が持続している。

②栄養状態は比較的良好だが、経口摂取ができない場合

» 消化器疾患急性期や経口摂取不可能な手術前後 (軽度から中等度侵襲)。胆嚢摘出や胃切除で経口開始までの期間。

③中心静脈栄養が不可能な場合

» カテーテル感染、重症感染症、出血傾向などでカテーテル留置が危険な場合。

④その他

» 経腸栄養の導入期、中心静脈栄養の導入期・離脱期、末期がん患者など。

🦆 適さない場合

» 高度の栄養障害、長期栄養管理が必要な場合、厳密な水分

管理が必要である心不全・腎不全など。

 末梢静脈栄養のポイント ‥‥‥‥‥‥‥‥‥‥‥‥

» 投与経路は、おもに前腕の橈側皮静脈および尺側皮静脈・正中皮静脈を用いる。ほかにも頸部の外頸静脈、下肢の大伏在静脈、足背静脈弓などが使われる。

» 末梢静脈栄養は浸透圧比3以下（浸透圧比1 = 285mOsm/L）の製剤に限られるので、投与エネルギー量に限度があり、長期間の使用では栄養状態が低下するおそれがある。

» 投与できる栄養剤は、糖質の多い電解質液10〜12.5%、アミノ酸液10%の製剤が浸透圧比約3で限度である。

» 脂肪乳剤は浸透圧比を1に調整してあるので、同時に投与することで浸透圧を下げる効果があり静脈炎を起こしにくい。

» 投与エネルギー量は、濃度の高い糖液、アミノ酸液、脂肪乳剤を併用すれば0.4〜0.5kcal/mL程度可能である。

» 末梢から投与熱量を増やすと、単位熱量が低いため水分量が多くなる。水分制限のある病態や高齢者には注意が必要。

» 末梢静脈栄養は血管痛や静脈炎を起こしやすいため、2〜3日ごとに静脈の差し換えを行い、刺針部位の変更を行う。

» 刺入部の疼痛が起こったら、輸液の浸透圧、pH、滴定酸度を見直す。

» ビタミンB₁は、欠乏症（ウェルニッケ脳症、代謝性アシドーシスなど）を防ぐため、末梢静脈栄養にも必要である。

» 末梢静脈栄養の利点は、特別な手技を必要とせず容易に施行でき、カテーテル穿刺や留置にともなう合併症が少ないことである。

（高村晴美）

輸液製剤の種類と使い方

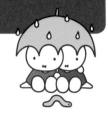

🦆 種類と特徴

» 輸液製剤には電解質輸液製剤、糖質輸液製剤、アミノ酸製剤、アミノ酸加総合電解質液、脂肪乳剤、高カロリー輸液製剤 (高カロリー輸液基本液、高カロリー輸液用キット製剤) などがある。

🌡 電解質輸液製剤

» 電解質輸液製剤は水分と電解質の補給を目的とし、生理食塩液、リンゲル液、低張電解質輸液 (1~4号液) などがある。

» 生理食塩液は、細胞外液の補充や薬物の溶解液に使われる。塩化ナトリウム (NaCl) が0.9%で、NaとClはそれぞれ154mEq/Lである。Cl濃度は血清Cl (約100mEq/L) に比べ高めである。

» リンゲル液は、NaClのほかに、カリウム (K) やカルシウム (Ca) が含まれており血漿の組成に近くなっているが、生理食塩液よりCl濃度が高く、おもに嘔吐のときに用いられる。

» 乳酸リンゲル液、酢酸リンゲル液、重炭酸リンゲル液は、乳酸Naや酢酸Na、重炭酸Naをアルカリ化剤としてリンゲル液に加えたもので、アシドーシスの是正効果がある。糖質 (ブドウ糖、マルトース、ソルビトール) を配合した糖加乳酸 (酢酸) リンゲル液もある。

» 電解質輸液は、Na、Cl、Kと5%ブドウ糖液の配合割合によって使い分けられる。1号液 (開始液) は、生理食塩液の

60％の Na（90mEq）を含んでいる。Kを含まないため、腎機能障害や病態不明時の開始時にも使用できる。

» 3号液は、Na を 35～50mEq を含んでいる。1日に必要な水分と電解質量の補充目的につくられたため、維持液ともいわれる。

» 4号液（術後回復液）は、Na が 30mEq で電解質濃度が低く自由水の割合が多いため、水分補給目的として使われる。Kを含まないため術後早期や、新生児や乳幼児、腎機能低下のある高齢者に使用する。

🍒糖質輸液製剤

» 糖質はおもにグルコースが用いられているが、インスリン非依存性のフルクトース、マルトース、キシリトール、ソルビトールなどが配合されている製剤もある。

» 糖濃度は末梢静脈栄養で 7.5～12.5％、中心静脈栄養で使用する高カロリー液は 15～70％である。

🍒アミノ酸加総合電解質液

» アミノ酸加総合電解質液は、約3％のアミノ酸と 7.5％のブドウ糖が含まれている。

» ダブルバッグ製剤は、メイラード反応を防止するため糖・電解質液とアミノ酸製剤が隔壁で仕切られ、使用直前に隔壁を開通し混合する。さらにビタミン剤が別になっているトリプルバッグ製剤がある。

🍒アミノ酸輸液製剤

» 一般用アミノ製剤のアミノ酸濃度は 10～11.43％である。BCAA が約30％含まれており、なかでもロイシンの含有量が多くなっている。低タンパク血症、低栄養状態、手術や

熱傷などの侵襲時のアミノ酸補給に用いられる。アミノ酸を有効に利用するためには、適切なエネルギーが必要である。

» 肝不全用のアミノ酸製剤は、分岐鎖アミノ酸/総アミノ酸 (BCAA/TAA) が約35%と高く、芳香族アミノ酸 (AAA) が低くなっており、肝性脳症時に有効である。

» 腎不全用アミノ酸製剤には必須アミノ酸が多く含まれる。

🌰 脂肪乳剤

» 脂肪乳剤は、エネルギーと必須脂肪酸の供給に有用である。脂肪は1gで9kcalと高エネルギーであるためボリュームを増やさずに栄養補給ができ、糖質過剰投与による高血糖や脂肪肝を予防することができる。

» 主成分は精製大豆油で、脂肪酸はリノール酸が50%以上を占める。ほかに乳化剤として精製卵黄レシチン、浸透圧を保つため濃グリセリンが入っており、その分のエネルギーが10%ほど多くなる。

» 経静脈栄養時に必須脂肪酸欠乏症は早ければ数週間で生じる。予防するためには、成人では必要エネルギーの3～4% (10%脂肪乳剤100mL) が必要とされている。

» 投与速度は0.1g/kg/時が望ましい。投与速度が速いと脂肪の代謝が追いつかず血清脂質の上昇が起こる。

🌰 補正用電解質輸液製剤

» 電解質の補正目的に、高濃度の塩化ナトリウム、塩化カリウム、塩化カルシウムなどの補正用電解質液がある。

🌰 ビタミン・微量元素製剤

» ビタミン製剤は、水溶性ビタミン9種類と脂溶性ビタミン4種類がある。TPN用総合ビタミン剤や、単体のビタミン

製剤がある。ビタミンB_1欠乏はウェルニッケ脳症や乳酸アシドーシスを起こすので、高カロリー輸液時は必ず投与する。PPNでも欠乏症は起こるため投与を考慮すべきである。

» 総合ビタミン剤にはビタミンKが2mg含まれるため、ワルファリン内服中は含まれていないものに変更する。

» 注射用微量元素製剤には、鉄、亜鉛、銅、マンガン、ヨウ素の5元素を含む製剤がある。

» 腎機能障害や肝機能障害がある場合は、慎重に投与する。

🍒 高カロリー輸液基本液

» 組成は高濃度のブドウ糖（17.1～35.7%）と電解質である。糖濃度によって1～3号がある。

» 基本液はおもに、アミノ酸製剤、脂肪乳剤、ビタミン製剤、微量元素製剤を組み合わせて使用する。

» 腎疾患用の基本液は、ブドウ糖50%でカリウムとリンを含まず、ナトリウムは25mEq/Lと抑えられている。

🍒 高カロリー輸液キット製剤

» 使用時に高張糖電解質液とアミノ酸製剤間の隔壁を圧で除き混合させるダブルバッグ製剤や、1つのバッグに配合したワンバッグ製剤がある。さらに総合ビタミン剤が加わったトリプルバッグ製剤、さらに5種類の微量元素を配合した4室構造の製品も発売されている。

» ビタミン配合製剤は、投与栄養量が少なくなると1日必要量を満たさなくなる。

» 無菌的に混合でき簡便に使用できるが、画一的な投与で栄養量の過剰や不足が起こらないよう、体格や病態に応じての調整が必要である。

(高村晴美)

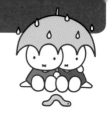

経静脈栄養法

トラブル対策と予防方法

末梢静脈栄養法施行時の合併症

» 末梢静脈栄養のおもな合併症は、血管痛・静脈炎である。

» 血管痛は、輸液の浸透圧が高く pH が低いほど起こりやすい。末梢静脈から投与できる輸液の浸透圧比は 3 が上限である。脂肪乳剤は浸透圧が 1 であるため、アミノ酸加糖電解質液（浸透圧 3）などの製剤と同時に投与することにより、浸透圧を下げることができる。

» 静脈炎は、末梢静脈カテーテルの留置期間が長いと発生のリスクが高くなる。とくにアミノ酸の入った輸液は細菌が繁殖しやすいため、72 時間以上留置しない。静脈炎の徴候がある場合はすみやかにカテーテルを抜去する。

» ビタミン B_1 の欠乏症は、末梢静脈栄養でも起こりうる。ビタミン B_1 が配合されているキット製剤もあるが、それ以外を使用する場合は補給するのが望ましい。

中心静脈栄養法施行時の合併症

» カテーテルに起因する機械的合併症、カテーテル敗血症、代謝性合併症、消化器合併症などがある。

機械的合併症

» カテーテルの閉塞、静脈内血栓は長期的にカテーテルを静脈内に留置した際に起こりやすい。閉塞予防には、ヘパリ

ンフラッシュを定期的に行う。静脈内血栓は早期にカテーテルを抜去し、抗凝固剤を使用する。

» カテーテルの位置異常は、挿入時にX線にて確認する。定期的にカテーテルの先端位置を確認することが重要である。

カテーテル敗血症

» 中心静脈栄養法 (TPN) の合併症では、カテーテル関連血流感染 (CRBSI：catheter related blood stream infection) の頻度が高く、重篤な合併症である。発生した場合は中心静脈 (CV) カテーテルをすみやかに抜去する。CRBSIはTPN施行中に発熱し、白血球数やCRPの上昇などがあり、カテーテル抜去により解熱、そのほかの臨床所見の改善をみたものと定義される。

» 予防には輸液の無菌的管理、輸液ラインの無菌管理、三方活栓を使用しない、クローズドシステムの使用、カテーテル挿入時の高度バリアプレコーションの実施などがある。

代謝性合併症

» 糖代謝異常、アミノ酸代謝異常、脂肪酸欠乏、ビタミン欠乏、微量元素欠乏、酸塩基平衡異常、電解質異常などがある。

①糖代謝異常

» PN施行時に最も多い代謝性合併症は、高血糖である。適切なグルコースの投与速度は、上限5mg/kg/分以下であるが、とくに糖尿病や感染症、侵襲、ステロイドの使用時は高血糖をきたしやすいので、4mg/kg/分以下で投与する。

» キット製剤は、体格や年齢、性別などを考慮しないと、過剰投与になる場合がある。

» 非ケトン性高浸透圧性昏睡 (non-ketotic hyperosmolar coma) は、最も重篤な合併症である。500mg/dL以上の高血糖、意識

障害、高Na血症をともなう浸透圧利尿を認める。ベースに糖尿病がなくても、高齢者や周術期、感染症、利尿剤を投与している患者などに、耐糖能を超える過剰なブドウ糖を投与することにより起こることがある。TPN開始時は徐々に糖質量を増やしていき、定期的に血糖値の測定を行う。

» 投与速度に問題がなくても血糖値が高い人はインスリンを使用し、血糖値を150〜200mg/dLにコントロールする。脂肪乳剤の投与は、血糖コントロールに有用である。

» 低血糖はTPNが突然中断された際に起こりやすい。TPN施行中はインスリン分泌が高まっているため、突然の中止は低血糖症状を起こす可能性がある。輸液を中止または中断する場合は、徐々に栄養量を減らすか速度を落としていく。

②アミノ酸代謝異常

» 高アンモニア血症、高尿素窒素 (BUN) 血症は、アミノ酸の過剰投与が原因となる。肝機能障害や、腎機能が低下している時に起こしやすい。

③脂質代謝異常

» 脂肪乳剤の投与速度が速いと、高トリグリセリド血症が起こる。脂肪乳剤は0.1g/kg/時以下の速度で投与する。

» 脂肪乳剤を投与しないと、3〜4週間で必須脂肪酸欠乏症が出現する可能性が高い。必須脂肪酸の欠乏で、鱗屑状皮膚炎、脱毛、血小板減少、創傷治癒の遅延などが出現する。

» 予防対策としては、1日に10%脂肪乳剤100mLを投与すればよい。

🦴 ビタミン・微量元素に関する合併症

» 糖質主体の高カロリー輸液や侵襲下で糖代謝が亢進してい

る場合は、ビタミンB_1の需要が増大するため欠乏状態となる。このため、ピルビン酸がTCA回路で利用されず、乳酸を生成し乳酸アシドーシスとなることがある。

» 総合ビタミン剤配合の高カロリー輸液キット製品（903〜1,003mL）には1日必要量の1/2が入っている。そのため、1日1パックでは不足で、別に総合ビタミン剤を投与する。

» 微量元素の欠乏症で起こりやすいのは亜鉛欠乏である。そのため、TPN製剤には必要最低量の亜鉛が配合されている。

» セレンは微量元素製剤に含まれていないので、長期TPN症例ではセレンの欠乏症が発生すると報告されている。

» マンガンは微量元素製剤の20μgでの過剰症が問題となり、現在の製品では1μgに減量されている。マンガンの排泄は胆汁を介して行われるため、胆汁排泄障害のある患者は過剰投与に注意が必要。マンガンを含有しない製剤もある。

電解質異常、酸塩基平衡異常

» リフィーディングシンドローム (refeeding syndrome) は、長期の栄養不良や絶食患者に急速に栄養投与を行った際に、急激に細胞内に糖や電解質が取り込まれるため、血液中の電解質に低リン、低マグネシウム、低カリウムなどの異常が現れ、倦怠感、筋力低下、浮腫、不整脈、昏睡、心不全、呼吸不全などの重篤な症状を呈するものである。

» 高度の栄養不良患者にTPNを開始する際には、ゆっくりと栄養量を上げていくと安全である。

» 低マグネシウム血症は、四肢の知覚異常や振戦、痙攣などが起こる。

» 酸塩基平衡異常は、ビタミンB_1不足による乳酸アシドーシ

ス、ナトリウムに対しクロールの含有量の多いアミノ酸製剤での高Cl性アシドーシスなどがある。

🍇 肝機能障害

» ブドウ糖の過剰投与においては、早ければ1〜2週間でAST、ALT、γ-GTP、TGの上昇が認められることがあり、脂肪肝のリスクとなる。これは、ブドウ糖過剰によりインスリン分泌が高まり、脂肪合成が亢進（こうしん）するためである。

» 脂肪乳剤を投与すると肝臓での脂質合成は抑制され、脂肪肝発生の予防になる。

» 長期TPNでは、経口摂取がないため胆汁うっ滞が起こりやすく、胆石や胆管炎、肝臓の線維化、肝硬変を起こすことがある。

🍇 消化器合併症

» 消化管を使用しないと、3〜4日で腸粘膜の萎縮が起こり、腸管の細菌に対するバリア機能（腸管免疫能）が低下し、腸内細菌が容易に腸壁の毛細血管内に侵入し、門脈血内へと移行する。この現象をバクテリアルトランスロケーションという。全身的な栄養不良やストレス、免疫能低下なども背景となり、全身感染症へと移行して全身状態を悪化させることがある。

🍇 消化機能の低下

» 腸管が利用されないと、胆汁や膵液などの消化液の分泌が減少し、消化機能も低下する。腸管が再利用されるときに下痢を起こしやすくなる。

» 予防には可能な限り腸を使うこと、少量でも経腸栄養に移行することが最も有効である。

（高村晴美）

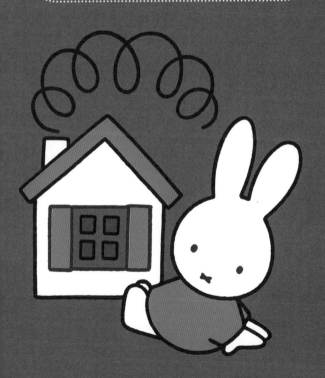

第 **3** 章

症状別の栄養管理

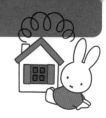

病態と栄養補給

食欲不振
anorexia

 原因と病態

» さまざまな疾患や治療、精神状態にともなって引き起こされる症状の1つ。

» 原因疾患としては、消化器系の胃腸や肝臓、胆嚢、膵臓の疾患や、心不全、内分泌疾患、腎疾患、そのほか、血液免疫系や呼吸器系、精神神経系など、多くが挙げられる。治療においては、インターフェロン、抗がん剤といった薬物性によっても引き起こされる。

» 発熱や倦怠感といった症状や、不安や苦悩といった不安定な精神状態、繰り返される嘔吐や下痢などの症状により生じる。

栄養ケア対策

» 食欲不振の原因をみつけ、原因疾患の治療を行うとともに、食べやすいものから摂取する。食欲不振の期間が長くなれば、潜在的な栄養欠乏をきたしていることが多く、結果としてビタミンB_1や亜鉛などの不足により、さらなる食欲低下を引き起こす。

» 摂取量の把握を行い、不足および欠乏量について、栄養ルート（経静脈栄養、経腸栄養）、栄養必要量などについて計画を立て、栄養管理・指導を実施する。食事摂取不足により脱水が生

じている場合が多く、水分出納にも十分に注意を払う。

🦆 栄養補給の方法

» 経口摂取が可能な場合は、食べたいと思うものや食べやす
いものを摂取するように勧める。

» 長期間の摂取不良や少量の摂取量しか望めない場合、とく
に栄養不良による何らかの症状がみられる場合は、経腸栄
養剤（食品）を補助栄養として利用する。

» 補助栄養を用いても経口摂取が不可能と判断される場合は、
経腸・経静脈栄養を併用するが、何らかの理由で改善が長
期に見込めないと判断せざるをえない場合は、経皮的内視
鏡下胃瘻造設術（PEG）などの造設を行い、栄養補給を行う。

(利光久美子)

栄養管理のポイント

①食欲不振に関連する病歴・治療歴、生活環境などの確認を
行う。

②食欲不振期間とその間の摂取栄養量を把握する。

③体重など、身体状況の変化を確認する。

④経過観察時はフィジカルアセスメントも実施する。

⑤消化管が使用でき、経口摂取可能か否かを確認し、栄養ルー
トを確定する。

⑥水分および栄養素欠乏に対する付加栄養量について確認す
る。

⑦栄養摂取状況および身体状況の経過を確認し、栄養ルート
の見直しを行う。

3

症状別の栄養管理

下痢
diarrhea

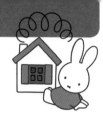

原因と病態

» 下痢とは、糞便内の水分量が多く、固形状の形態ではなく、水様ないし、緩い粥状(じゅくじょう)になった状態のものをいう。

» おもに消化器の異常をともない、排便回数も通常より増加する。臨床的に、急に起こる急性下痢と、長期にわたり持続する慢性下痢に分けられる。

» 原因として、下剤の服用や吸収障害をともなう腸管の浸透圧上昇、コレラや消化管ホルモンの影響による消化管分泌の増加、自律神経性の過敏性症候群や内分泌性の甲状腺機能亢進症(こうしん)などによる消化管の運動異常などがある。

栄養ケア対策

» 下痢の原因を探り、原因疾患をともなう場合は治療を行い、薬物による影響であれば、量や種類を調整する。排便状態や下痢にともなう体重変化などを観察する。

» 急性下痢の場合は、基本は絶食とする。とくにウイルスや細菌の感染が原因となる急性の症状に対しては、下痢止めの薬を使わないことから、脱水を併発することも多く、経静脈栄養による水分と電解質の補正が必要である。病状が回復次第、重湯から開始する。

» 慢性下痢の場合は、消化がよい食事とし、栄養摂取量を確

保する。長期にわたることから栄養障害を生じる場合が多いので、脂肪や不溶性繊維、アルコールやカフェインなどの腸管に負担をかけるものは避ける。

🦆 栄養補給の方法

» 急性期の場合は絶食とし、末梢静脈栄養管理とする。病状の回復に応じて、低脂肪・低残渣食とし、流動食または三分粥、五分粥、全粥と順次、開始する。

» 慢性下痢のなかでも、炎症性腸疾患をともなう緩解期の場合は、低脂肪・低残渣食、もしくは成分栄養剤を用いた経腸栄養法、またその両方を併用する。

» 成分栄養剤のみの長期にわたる栄養管理は、必須脂肪酸欠乏を招くことから、静注用脂肪乳剤の点滴を行う必要がある。増悪期は絶食とし、経静脈栄養にて栄養管理を実施する（クローン病の栄養療法147ページを参照）。

（クローン病の栄養療法147ページを参照）

(利光久美子)

栄養管理のポイント

» 下痢に関連する疾患や薬剤などの確認を行う。

» 水分ならびにナトリウム、カリウムなどの電解質の欠乏について留意する。

» 腸に刺激を与える冷たいものや、油の多い食事、香辛料、不溶性食物繊維の多い食品は避ける。

» 水溶性食物繊維は、胃内で撹拌されるため、とくに制限は行わない。

» 食事回数を4〜5回にし、胃腸負担の軽減を行う。

便秘
constipation

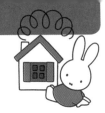

🦆 原因と病態

» 3日以上排便がない状態、または毎日排便があっても残便感がある状態のことを便秘という。原因は以下の5つ。

① 器質的便秘：大腸や肛門部の炎症や腫瘍、術後の腸管癒着、骨盤内の臓器の炎症による物理的狭窄により発症する。

② 弛緩性便秘：腸管の蠕動（ぜんどう）運動の低下にともない発症する。

③ 痙攣性便秘：自律神経失調により下部大腸が過度に痙攣性の収縮をするために、腸管内膜が挟まり大腸内容物の輸送に時間がかかるために起こる。これは、精神的ストレスや過敏性大腸炎症候群に代表される便秘である。

④ 直腸型便秘：環境の変化や不規則な生活などにより便意が繰り返し抑制されたり、下剤や浣腸の乱用により直腸内圧に対する感受性が低下し、直腸反射が減弱するため、直腸内に便がたまっても便意を生じなくなるために起こる。

⑤ その他：糖尿病や内分泌疾患、脊髄や大脳の神経病変などにより排便反射が障害され発生する場合もある。

» 便秘は、内外痔核や裂肛（れっこう）などが生じやすく、重症化すれば、腸閉塞（イレウス）を起こすこともある。

🦆 栄養ケア対策

» 便秘の原因を探り、根本の治療を行う。器質的便秘や神経

病変などがない場合は、基本的に食事療法にて便通コントロールを行う。食事摂取量に加え、水分摂取量の確認も必要である。

» 弛緩性便秘の場合は、腸管の蠕動運動を活発にするため、適切な食事摂取と水分摂取により腸管反射の是正を行う。

» 痙攣性便秘の場合は、大腸そのものの病態であることから、腸管刺激の少ない食事を摂ることが基本である。

» イレウスを発生した場合は、食事は中止とし、経静脈栄養管理を行う。

栄養補給の方法

» 弛緩性便秘の場合は、栄養バランスが大切。食事を抜かず3食を基本とし、不規則な食生活とならないように配慮する。30〜35mL/体重/日の水分摂取が必要で、腸管運動を活発にさせるために、食物繊維は20〜25g/日程度、脂肪は適宜摂取が必要である。また整腸作用のある乳酸菌も有効。

» 痙攣性便秘の場合は、大腸への刺激の少ない食事とする。消化のよいものを前提とし、不溶性の食物繊維を控え、水溶性の食物繊維の摂取とする。脂肪や香辛料などは控える。

(利光久美子)

栄養管理のポイント

» イレウスの合併有無を確認する。

» 栄養管理を進めるうえで、腹痛の状態や、腹部膨満感や食欲不振などの症状について確認を行う。

» 便秘の原因（弛緩性と痙攣性）によって食事療法が異なる。

ダンピング症候群
dumping syndrome

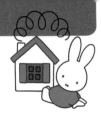

 原因と病態

» 胃切除手術を受けた人の約10〜20%にみられる胃切除後症候群で、早期と後期に分かれる。

» 早期ダンピング症候群は、食後30分以内に起こることが多い。胃の排出調節機構が破綻し胃液の分泌量が低下、貯留機能が失われるために起こる。浸透圧の高い食塊が胃から空腸内に送られることによって、水分が腸内に移行し細胞外液が少なくなって生じる。主症状は、冷や汗、動悸、めまい、顔面紅潮、全身倦怠感、全身脱力感、全身熱感、腹痛、下痢、悪心、嘔吐など。

» 後期ダンピング症候群は、胃の内容物が急速に排出されるために腸管での炭水化物の吸収が増大し、高血糖を生じてインスリンが過剰分泌となり、逆に低血糖となる。食後2〜3時間たって起こる。低血糖により、エンテログルカゴン、ブラジキニン、セロトニンなどの消化管ホルモンが分泌され、血管反応が生じる。頭痛や倦怠感、発汗、めまい、呼吸の乱れなどが症状として出現する。

 栄養ケア対策

» 胃切除後は、胃の貯蔵機能が低下していることから、100g/回前後で開始し分食することが基本である。

» 食事は水分含量の少ないものが望ましく、食塊の浸透圧を上げさせないために、単糖類やショ糖は避ける。

» 炭水化物のみの食事とならないように、食事のバランスに配慮する。

 栄養補給の方法 ･･････････････････････････････

» 食事は1回の食事量を減らし、ゆっくりと時間をかけて食事を摂る。食事回数は、3回に加え、10時、15時、21時 (6回食の場合) に牛乳や軽食を入れた5～6回食/日とする。

» 1日の栄養設定量は、エネルギー30～35kcal/日、タンパク質1.5g/kgを目安に設定 (エネルギー比率：タンパク質17～20%、脂質22～25%、炭水化物55～60%) とし、1回の食事が炭水化物中心に偏らないように、タンパク質、脂質を含む食事とする。

» 後期ダンピング症候群が発症した場合は、ジュース類や砂糖、飴などを摂り、低血糖を改善する。

(利光久美子)

栄養管理のポイント

» 水分が多い食事を避ける。

» ゆっくり食べ、食後は横になって休むなど、食事の摂り方についても、患者に指導を行う。

» 早期ダンピング症候群を発症した患者は、後期ダンピング症候群を発症することが多い。炭水化物に偏らないよう、とくに食事の栄養素のバランスには気をつける。

» 繰り返しダンピング症状を起こさないよう、食事摂取の内容と食後の状態を観察する。

3
症状別の栄養管理

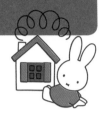

浮腫
edema

疾患の病態

» 浮腫とは、細胞膜と血管壁の間の間質に細胞外液（水やNaCl）が過剰にたまった状態をいう。

» 全身性浮腫が明らかな場合は、2～3Lの間質液の増加と合わせて塩分（約7～9g/L）が過剰に蓄積される。

» 高度の浮腫では胸水や腹水をともない、約20kgの体重増加がみられることもある。

» 浮腫は、臨床的に、全身性浮腫と局所性浮腫の2つに分けられる。

» 全身性浮腫には心性（うっ血性心不全）、肝性（肝硬変）、腎性（球性炎、腎不全、ネフローゼ症候群）、内分泌性（甲状腺機能低下症、クッシング症候群）、妊娠性（妊娠高血圧症候群）の疾患にともなう場合があり、栄養失調や薬剤によるもの、原因不明の場合もある。

» 局所性浮腫は、血管・リンパ系の循環障害、悪性腫瘍などによって出現する。リンパ管閉塞、静脈血栓症、アレルギー、血管や遺伝性の神経性浮腫などによっても起こる。

栄養ケア対策

» 原疾患の治療を行うことが浮腫を改善するうえで重要であり、有効な治療法でもある。栄養療法もその疾患に準ずる。

» 治療に用いる薬剤などの影響を確認し、体重や尿量の経過

から体内水分量を把握し、循環血液量の過不足を判断する。急激な体重増加が生じた場合は水分貯留の可能性が高い。

» 経静脈栄養の場合は、水分出納の確認を行い、輸液メニューの見直しが必要であるが、低タンパク血症をともなう浮腫の場合は、早期の栄養改善と塩分3～6g/日未満 (妊娠高血圧症では7～8g/日) と水分制限を実施する。

» 経腸栄養剤を用いる場合は、1.5～2kcal/mLの高濃度の製品を利用し、水分量の調整を行う。

» 食事の場合には、塩分と水分量の調整を行う。

栄養補給の方法

» 浮腫改善においては、原疾患の根本治療と栄養管理が最も重要である。たとえば、心性の場合は水分制限と塩分制限 (3～6g未満/日) を行い、腎性の場合はタンパク質 (0.6～1.0g/kg) や塩分 (3～6g/日) の制限を行い、腎負担を軽減させる。透析導入の場合には、食事療法に加えて水分摂取量を調整する。

» 肝性浮腫が生じる肝硬変のようにアルブミン合成が低下している場合は、水分制限、塩分制限 (3～6g未満/日) をし、BCAA製剤を併用する。

(利光久美子)

栄養管理のポイント

» 浮腫に関連する病歴・治療歴を確認する。

» 水分制限や食事摂取量の低下、また利尿薬の利用により、浮腫の改善と反して脱水が生じることがあり、体重や血圧、皮膚の症状などの経過観察が必要である。

3

症状別の栄養管理

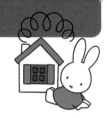

脱水
dehydration

原因と病態

» 脱水は、水分の摂取が不足する状態、あるいは水分の喪失が過剰となる状態であり、血液（細胞外液）の電解質組成によって、以下の3つに分かれる。

①低張性脱水

体内のナトリウム（Na）が多く失われた状態。大量に汗をかいた後に水分のみを摂取した場合や、下痢や嘔吐が続いている状態に起こる。発熱や口渇、肌の乾燥も少なく、自覚症状に乏しいのが特徴。極度の低張性脱水が起こると倦怠感や頭痛を起こし、吐き気や痙攣まで引き起こすことがある。脈拍も弱くなり低血圧状態に陥りやすくなる。膵炎やアジソン病(慢性原発性副腎皮質機能低下症)の症状としても現れる。

②等張性脱水

水分欠乏とナトリウム欠乏とがほぼ同じ割合で起こっている混合性の脱水である。

③高張性脱水

体内の水分が不足している状態で、とくに自分で水分を補給することができない乳幼児や、介護を必要とする高齢者が陥りやすい症状である。成人では、大量の発汗をともなう運動の後に、十分な水分補給をしなかった場合に起こる。発熱や激しい口渇を訴え、極度の高張性脱水が起こると、

意識喪失や精神障害が起こることがある。糖尿病や腎不全の初期症状として出現することがある。

●脱水の重症度

	乳児・幼児 体重減少率	年長児・成人 体重減少率	症状
軽度	5%以上	1%以上	乏尿
中度	10%以上	4%以上	末梢循環障害
高度	15%以上	8%以上	血圧低下や意識障害
不可逆性	20%以上	ー	

 栄養ケア対策 ....

» 関連する原因を調べ、食事および水分摂取量、排泄回数、全身状態、血液生化学検査などを確認する。

» 脱水の基本の治療は、脱水の進行防止のため、欠乏量を想定し補正する。欠乏量は欠乏量式（下表）を用いて算出する。急激な浸透圧の変化や体液量の過剰の影響を防ぐために、急激な補正は行わず、1/2 もしくは 1/3 程度から開始する。

●水分欠乏量の算出法

水分欠乏量
＝健常時の体重×0.6×(1−健常時のヘマトクリット値(Ht) または 血清総タンパク(TP)/現在のHtないしTP)

高張性脱水の高ナトリウム血症時の水分欠乏量
＝[1−(現在の血清ナトリウム/目標血清ナトリウム)]×0.6×体重(kg)

等張性脱水の水分欠乏量
＝健常時の体重×0.6×(1−健常時のHt または TP/現在のHtないしTP)

低張性脱水の補充ナトリウム量(mEq/L)
＝[125(mEq/L)−現在の血清ナトリウム値(mEq/L)]×0.6×体重(Kg)

栄養補給の方法

» 高張性脱水の場合は、5％ブドウ糖液を基本とする。ただし、糖尿病による高浸透圧性昏睡やケトアシドーシスの場合は生理食塩液が基本。

» 等張性脱水の場合は生理食塩液（通常100〜300mL/時で開始）やリンゲル液（通常100〜400mL/時で開始）などの等張液、または開始液（1号液）を使用する。

» 低張性脱水の場合は、必要ナトリウム量を生理食塩水（ナトリウム濃度154mEq/L）にて約4時間かけて輸液する。

» 脱水の原因がはっきりしない場合は、細胞外液を用いる。

» 脱水量＋維持量＋喪失量は、安全を考えて完全補正量の2/3程度を目標にする。

（利光久美子）

栄養管理のポイント

» 脱水の関連原因をみつけ、対応する。

» 脱水の状況により、経口補液が可能か否か判断する。

» 軽度脱水で経口補液が困難な場合や、中等度以上の脱水の場合は、輸液にて補正を行う。

» 脱水時には、低栄養状態が合併していることが多く、水分量とあわせて食事摂取量の把握、排泄回数、皮膚などの状態の確認をする。

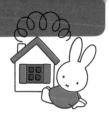

病態と栄養補給

褥瘡
decubitus, pressure ulcer

 原因と病態 ··

» 身体に加わった外力は骨と皮膚表層間の軟部組織の血流を低下、あるいは停止させる。この状況が一定時間持続すると、組織は不可逆的な阻血性障害に陥り、褥瘡（じょくそう）となる。

» 自分の体重による圧力がひとところに加わり、摩擦やずれ、湿潤（しつじゅん）などの外的因子が加わることによって生じる虚血性潰瘍であり、仙骨部（せんこつぶ）や大転子部（だいてんしぶ）などによく発生する。

» 原因として、低栄養と加齢が背景にあり、意識障害、神経麻痺といった基礎疾患にともなって発症する。とくに低栄養状態では、軟部組織の圧力と摩擦に対する抵抗力が弱まる。

 栄養ケア対策 ··

» 経口摂取を基本とし、適正なエネルギーやタンパク質の摂取が必要である。

» とくにビタミンA、C、E、鉄、亜鉛、アルギニンといった栄養素は十分に摂取（補給）が必要である。

» ビタミンAは細胞増殖を促進し、ビタミンCは皮膚組織の形成に必要なコラーゲン合成を促進する。

» アルギニンは身体の中でタンパク質をつくる重要なアミノ酸で、体内を活性化し、免疫力を高め、筋力を強化させる。

3

症状別の栄養管理

» 鉄は貧血の改善、組織への酸素補給に必要であり、亜鉛は細胞増殖に必要な成分である。タンパク質合成にかかわる多くの酵素の必須成分であり、これらが欠乏すると褥瘡（じょくそう）が治りにくい。

栄養補給の方法 ....

» 褥瘡が軽度の場合は、エネルギー30～35kcal/日、タンパク質1.2～1.5g/kg/日とし、重度の場合は、エネルギー35～40kcal/日、タンパク質1.5～2.0g/kg/日とする。また、ビタミン、ミネラルを充足させる。

» 食事摂取量が少なく必要栄養量を摂取できない場合や重症度が高い場合は、経腸栄養剤（製品）を併用する。

(利光久美子)

栄養管理のポイント

» 褥瘡の発症原因を整理し、栄養不良の対策を講じる。

» 必要栄養量を確保する。

» 摂食機能障害や姿勢、食事と生活時間（リズム）について確認する。

» 経口摂取量が少ない場合は、経腸栄養剤（製品）を用いる。

» 腎不全や肝不全など、栄養管理を行ううえでタンパク質制限が必要な場合は、褥瘡の状態や疾病の状態を評価し、疾患管理を重視しながら、褥瘡に必要な栄養量を確保する。

第**4**章

疾患別の栄養管理

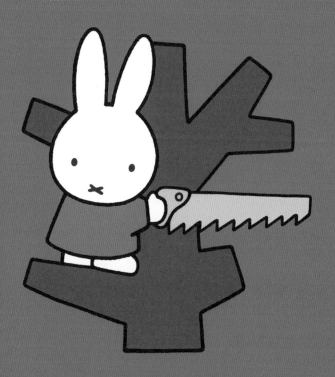

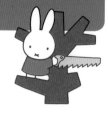

クリティカルケア

クリティカルケア

» クリティカルケアは、早急に適切な治療をしないと生命に危険がおよぶおそれのあるときに行われる治療である（重要患者の治療）。多発外傷、熱傷、大きな外科的手術の後、敗血症などでは、エネルギー代謝およびタンパク質異化亢進という代謝の変動がみられ、炎症性サイトカインが関与しているとされる。

多発外傷

疾患の病態

» 多発外傷は、通常、頭部、胸部、腹部、四肢などの身体区分に同時に2カ所以上に一定以上の重症な損傷を有し、放置すれば生命に危険がおよぶ外傷と定義されている。外的侵襲によってストレスホルモンが分泌され、全身性の炎症反応が起こり、エネルギー消費量は著しく亢進する。一般的に侵襲が大きいほど代謝も亢進し、異化状態に傾く。

栄養療法の方針

» 数日以内に十分な経口摂取が可能で、栄養素の吸収に問題がない場合は特別な栄養管理は必要としない。一般に5〜10日間にわたって経口での栄養素必要量を摂取できないと

予測される場合は、経腸あるいは経静脈栄養を検討する。循環動態が安定するまでは細胞外液補充液が投与され、病態が安定してから受傷後36時間以内を目安に栄養管理が開始される。

栄養補給の方法

» 現体重は変動しやすいため、健常時体重、あるいは標準体重を用いて必要栄養量を算出する。

» エネルギー代謝は亢進していることが多く、十分なエネルギー投与が必要である。当初はストレス係数を低めに設定し、血液データなどの経過を参考に調整する。

» タンパク質は1.1〜2.0g/kg/日とする。非タンパク質カロリー/窒素比(NPC/N)は、高度侵襲期では100±20程度とし、安定後は130〜150程度を目安にする。タンパク質投与量を増した場合、血中尿素窒素(BUN)値をモニタリングして腎臓への過剰負荷に注意する。

» 脂質はエネルギー比率15〜25%を目安とする。経静脈栄養の場合は、脂肪乳剤は0.1g/kg/時以下の速度で投与するが、高度侵襲期では速度を1/2に落とす。侵襲期においては長鎖脂肪酸より中鎖脂肪酸のほうが、より効率よく利用されることが報告されている。

» 糖質は、総投与エネルギー量からタンパク質および脂質による投与エネルギー量を差し引いた量となるが、おおむねエネルギー比率50〜60%と考える。栄養投与開始時は糖質中心の組成となる。中枢神経系に糖質120g/日は必要なので、これを最低投与量と考える。ただし、経静脈栄養時

はグルコースの投与速度は上限5mg/kg/分とする。侵襲下では耐糖能低下が生じ、炭水化物（経静脈ではグルコース）開始により血糖値の上昇がみられる。しかし、インスリンの間欠・持続投与を行っても血糖コントロールは難しく、目標値は200 ± 20mg/dL、可能なら110 ± 20mg/dL、それが無理でも随時血糖で150mg/dL以下を目安とする。

» ビタミン・ミネラルは食事摂取基準の1日量を参考にする。外傷患者では酸化ストレスが増し、抗酸化ビタミンであるビタミンCやEが不足しやすくなる。また、損傷部位からの体液漏出などで、リン、マグネシウム、カリウム、亜鉛が欠乏しやすいので注意する。

» バクテリアルトランスロケーション（腸内細菌の生体内への移行）による敗血症を回避するため、消化管機能に問題がなければ経腸栄養を原則とする。経腸栄養が不可能な場合は、経静脈栄養法による栄養管理を行う。末梢静脈栄養から開始し、栄養投与量が不足する場合や、長期の経静脈栄養管理が必要な場合は中心静脈栄養を選択する。

» 免疫栄養とは免疫機能の強化や調節を図ることができるとされる特定の栄養素を強化した食品の利用をいう。

» 重症外傷や外科手術などにより生体へ強い侵襲が加わると免疫能が低下し、回復が著しく遅れる。そこで、免疫栄養を行う。グルタミン、アルギニンなどのアミノ酸、n-3系多価不飽和脂肪酸、核酸、ビタミンA、C、Eなどを積極的に補給すれば回復を早めることができるとされる。

» 免疫栄養の複数の栄養素を強化した栄養剤が市販されている。とくにアルギニンはほとんどの免疫栄養剤に含まれて

おり、免疫栄養の最も重要な栄養素とされる。

重症熱傷

 疾患の病態

» 熱傷は熱による生体表層の組織障害をいい、重要度は皮膚の損傷の深度と面積により評価される（下表）。熱傷が体表面積の30％以上では、積極的な栄養管理が必要となる。過大な侵襲、創面からの体液喪失、創傷管理、植皮などの手術の繰り返しなどの要因がある。

●熱傷の重症度

深度		病態
Ⅰ度熱傷		表皮に限局した発赤
Ⅱ度熱傷	浅達性	水疱あり→瘢痕を残さない
	深達性	水疱なし→瘢痕を残す
Ⅲ度熱傷		皮膚全層
広範囲熱傷	Ⅱ度以上	成人：体表面積の20％以上
		小児：体表面積の10％以上

栄養療法の方針

» 重症熱傷患者では、急性期は体タンパク質の著しい崩壊と代謝の亢進（こうしん）がみられ、これに対して十分なタンパク質とエネルギーを補っても、タンパク異化の抑制効果は認められない。

» 初期は水・電解質管理が行われ、循環動態が安定し消化管機能が回復した後は、できるだけ早期に経腸栄養へ移行する。経静脈栄養では異化の亢進や代謝変化への対応は十分

でなく、経口摂取や経腸栄養によるタンパク質補給に重点を置いた栄養管理が重要となる。

» 可能であれば間接熱量測定法によってエネルギー消費量を測定し、必要エネルギー量を把握したうえで栄養補給を行うことが望ましい。

栄養補給の方法

» エネルギー量は、ハリス・ベネディクトの式を用いて基礎代謝量を算出し、活動係数、ストレス係数を乗じる。エネルギー量の見直しを週に1度の割合で行う。

» タンパク質は、ショック期に続いて受傷24～48時間以降は著明に異化が亢進するため、窒素摂取量を増やす。タンパク質は熱傷の程度に応じて1.5～2.0g/kg/日が必要になる。アミノ酸組成については分岐鎖アミノ酸（BCAA）含有の多いものが推奨される。非タンパク質カロリー/窒素比（NPC/N）は100～150程度を目標とする。重症熱傷では異化亢進が著しく、非タンパク質カロリー/窒素比は100程度とし、急

●熱傷時の栄養投与量

必要エネルギー量	基礎エネルギー消費量（ハリス・ベネディクトの式）×活動係数×ストレス係数
活動係数	寝たきり（1.0～1.1）
	ベッド上安静(1.2)
	歩行可能（1.3）
ストレス係数	体表面積0～20%の熱傷（1.0～1.5）
	体表面積20～40%の熱傷（1.5～1.85）
	体表面積40～100%の熱傷（1.85～2.05）
	発熱（36℃から1℃上昇ごとに0.2増加）

性期を過ぎた後も尿中窒素排泄量を測定して窒素バランスを考慮した補給を行う。

» 脂質、糖質、ビタミン、ミネラルは、多発外傷の栄養補給の項（126〜129ページ）を参照。

重症感染症

疾患の病態

» 重症感染症とは、一般に発熱や下痢、嘔吐などのおもな感染症症状が抗生物質を3日間投与しても改善しない場合をいう。高齢者や乳幼児、化学療法や放射線療法治療を受けている場合、糖尿病・肝臓病があるなどで免疫力が落ちている場合は、重症化しやすいので注意が必要である。

» 全身性炎症反応症候群（SIRS：systemic inflammatory response syndrome）は、侵襲により炎症性サイトカインが誘発され、全身炎症反応を起こした状態である。

栄養療法の方針

» 病態は急激に変化するので、血液検査データを定期的にモニタリングする。

» エネルギー量やそのほかの栄養量の算出は多発外傷に準ずる。

» バクテリアルトランスロケーションに注意する。

栄養補給の方法

» 経口摂取は困難なことが多く、経静脈栄養が行われることが多い。

（寺本房子）

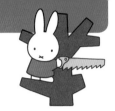

術前・術後の栄養管理

術前・術後の栄養管理

 栄養療法の方針 ···

🦴 術前栄養管理

» 術前の低栄養は、術後合併症の発症や死亡率に影響する。
  とくに消化器疾患では、食欲不振や通過障害などによる食
  事摂取不足は低栄養を招く原因となる。したがって、術前
  の栄養管理では、栄養状態を評価して栄養状態の改善を図
  ることが重要となる。

» 長期にわたる経静脈栄養は、免疫力の低下を招き術後の回
  復を遅らせることも懸念されるので、できるだけ早期の経
  腸栄養への移行が推奨される。

» 術前の検査のための絶食による影響が少なからずあるので、
  栄養量が不足しないように注意する。栄養の投与経路は、
  できる限り経腸的に投与することを心がけ、食事が十分摂
  取できない場合は、経腸栄養剤の経口投与を勧める。

» 通過障害が高度で、経腸栄養のみでは栄養補給が不十分な
  場合は、経静脈栄養を併用する。経腸栄養が不可能な場合
  は、中心静脈栄養 (TPN) の適応となる。

🦴 術後栄養管理

» 早期経腸 (経口) 栄養が推奨され、胃瘻や空腸瘻など経腸栄
  養ルートが確保されることも多い。欧米では、周術期の管
  理方式として ERAS (enhanced recovery after surgery) が提唱さ

れ、周術期に絶飲食をしない、術後1日目から経静脈栄養
を積極的に中止することが勧められている。しかし、経口
摂取が再開された後も十分量の食事が摂取できない場合も
多く、栄養状態の悪化を招きやすいため、侵襲の程度、摂
取栄養量などをモニタリングして調整する。

» アメリカ静脈経腸栄養学会 (ASPEN) の周術期栄養療法のガ
イドラインを以下に示す。

●周術期栄養療法のガイドライン

- 消化管の大手術を受ける患者において、中等度ないし高度
  の栄養障害がある場合、手術を遅らせても問題がないとき
  には術前に7～14日間の栄養療法を施行する。
- 消化管の大手術を受けた患者には、手術直後に経静脈栄
  養法を日常的に施行すべきではない。
- 術後の栄養療法は、経口的に栄養必要量を摂取できないと
  予測される患者に7～10日間にわたって施行する。

栄養補給の方法

» 栄養補給は、経口栄養、経腸栄養、末梢静脈栄養 (PPN)、
中心静脈栄養 (TPN) の順に選択され、病態によりこれらを
組み合わせる。

♟ 術前栄養管理

» 経口栄養を基本とするが、手術部位により選択する。消化
管の通過障害のために十分な経口摂取ができない場合は、
経腸栄養、経静脈栄養の順に検討し、それぞれの併用も考
慮する。可能な限り腸管を利用した栄養法を行うことが生

理的であり、栄養学的にも、生体防御維持の面からも、さらに合併症減少の面からも望ましい。

🦫 術後栄養管理

» 手術部位や術式、侵襲度、回復度、年齢、体格、栄養状態などを考慮して栄養補給を決定する。

» 術後早期より経口摂取が開始可能であれば優先される。2〜3日で経口摂取が十分可能となることが予測される場合や、絶食期間が1週間以内でかつ術前からの栄養不良がない場合は、末梢静脈から水分・電解質を補給するだけで積極的な術後栄養管理は不要な場合が多い。

» 食道がんや頭頸部・口腔手術など術後、経口摂取が不十分な期間が長くなることが予測される場合では、術中に栄養投与目的の胃瘻や腸瘻チューブを留置し、早期から経腸栄養管理を行う。

» 経腸栄養投与は、開始時、少量から徐々に増量し、速度は30〜50mL/時とする。注入速度を早く、多量にすると、腹満、下痢、嘔吐、腹痛、悪心が生じやすくなる。

» 中心静脈栄養（TPN）は、経腸栄養が何らかの理由で不可能な場合に選択される。

» 経口摂取開始時は、流動食からを基本とするが、食事の進め方は一定のルールにこだわらず、最近は早期に普通食への移行や食べたい食事を選択することもある。嚥下障害がある場合は、ゼリー食やとろみ食を選択する。

🦆 栄養基準 ....

» 必要エネルギー量は、基礎代謝量に活動係数、ストレス係

数を考慮する（おおむね 30〜35kcal/kg/日）。タンパク質（アミノ酸）は 1.0〜1.2g/kg/日（術後は 1.2〜1.5g/kg/日）、脂肪はエネルギー比率 20〜25% を目安とする。

» 免疫栄養とは、栄養補給によって宿主の生体防御能を高め、合併症を減少して入院期間短縮を目指すことをいう。免疫力を高める栄養素として、アルギニン、n-3系多価不飽和脂肪酸、グルタミン、核酸などの有効性が報告され、術前・術後の栄養管理に、これらを含有した栄養剤も利用されている。

（寺本房子）

栄養管理のポイント

» 低栄養患者の場合、術後合併症予防のため、術前に十分に栄養補給を行い、低栄養状態の改善を図る。

» 経口摂取が困難な場合は、不足する栄養量を経腸栄養食品や輸液で十分に満たしておく。

» 術後、栄養投与方法は、経腸栄養を優先するが、患者の状態や必要栄養量に応じて経静脈栄養も併用する。その際、エネルギー、タンパク質、脂質、糖質、電解質なども注意する。

» 可能であれば、すみやかに経口摂取に移行する。

» 必要に応じて、免疫栄養を含んだ栄養療法を活用する。

4

疾患別の栄養管理

135

がん

cancer

🦆 がんの病態と栄養管理

» がんでは代謝異常、食欲不振により栄養状態が悪化する。
がん患者における栄養障害の原因を以下に示す。

① がん病変部位や精神・神経的な変化による経口摂取不良
の影響。消化管狭窄や閉塞、消化管出血、嘔気・嘔吐、
抑うつ、味覚や嗅覚の変化、嗜好の変化など。

② 外科療法、化学療法、放射線治療の影響。

③ がん悪液質。

④ 不適切な栄養管理。

» がん悪液質とは、病状の進行にともない、食欲不振、体重
減少、全身衰弱などが生じる状態をいう。がん自体の影響
による代謝異常および食欲不振による食事摂取量の減少に
より、脂肪組織の減少のみならず、多大な骨格筋の減少を
ともない、患者のQOLの低下、予後の悪化につながる。

🦆 栄養療法の方針

» がん患者は、がん悪液質や各種がん治療（外科療法、化学療法、
放射線治療など）による生体への侵襲や副作用（食欲不振、嘔気・
嘔吐など）の出現によって、栄養障害に陥りやすい。低栄養は、
治療による副作用や治療の継続、治療効果に影響を与え、
また患者のQOLの低下や全身状態の悪化につながる。がん

の診断時より積極的な治療や緩和医療と並行して、適切な栄養管理を行うべきである。

» 栄養管理を行ううえでは経口栄養を基本とするが、低栄養が存在する場合や経口からの摂取量が不足する場合は、経腸栄養や経静脈栄養の適応となる。その場合は必要栄養量に対する実際の経口摂取の不足分を投与する。消化管に問題がなければ経腸栄養を選択し、消化管閉塞・狭窄などのために消化管が使用できない場合は経静脈栄養を選択する。

» 利尿薬や穿刺排液を行ってもコントロール不能な胸水、腹水、全身の浮腫をきたすがん悪液質では、過度な栄養補給や輸液投与が患者のQOLを損ねる場合があることから、がんの進展に合わせた栄養管理のギアチェンジが必要となる。

栄養補給の方法

栄養アセスメント

» 栄養アセスメントを行い、消化管機能により、できる限り生理的かつ安全な栄養補給ルートを選択し、必要栄養量の確保を行う。

» 体重減少が問題になる場合には、身体計測により骨格筋の減少か体脂肪の減少かの評価を行う。

» 血液・生化学的データではアルブミンとCRP、免疫能の評価として総リンパ球数や、またそのほかのデータも確認し、予測される栄養状態への早期介入を検討する。

必要栄養量の設定

» がん患者の安静時エネルギー消費量（REE）は、非がん患者に比べ個人差が大きいといわれる。

» REEを測定できない場合、25〜30kcal/kg/日を目安とし、活動性のある場合は30〜35kcal/kg/日、ベッド上の場合は20〜25kcal/kg/日と初期設定し、モニタリングを行う。

» がん治療として明らかな有効性を示す栄養素は現時点では認められていない。三大栄養素や微量栄養素の投与量や組成については、基本的に健常者と同様に、また個々の患者の状態に応じて決定する。

🍒 経口栄養

» 消化管に問題がない場合は、経口による栄養摂取を基本とし、食事や経口栄養補助食品の摂取を積極的に勧める。

🍒 経腸栄養

» 消化管機能が維持されており、経口的に十分な栄養摂取ができない場合に、経管栄養ルートを用いて経腸栄養剤を投与する。

» 経腸栄養剤は、消化吸収能、臓器障害の程度、投与栄養量などを考慮し、個々の患者の状態に合わせて選択する。

🍒 経静脈栄養

» 経口や経管栄養ルートによる栄養補給が十分に行えない場合に選択する。経静脈栄養は、基本的には短期間の使用が推奨される。

(伊藤彩香)

栄養管理のポイント

» 化学療法や放射線治療の副作用で栄養障害に陥りやすい。

» 食欲不振、嘔気・嘔吐を訴える患者には、食べられるときに、食べられる物を、食べられるだけ摂取させる。匂いや食環境にも配慮する。

» 口腔粘膜炎があるときは、口腔内を刺激する物（硬い物、水分の少ない物、熱い物、味の濃い物など）は避ける。液体の食品摂取にはストローを使用し、口腔内全体に広がるのを避ける。

» 嘔吐や下痢などにより脱水症が起こりやすいので、水分や電解質のチェックをし、不足しないよう補給を行う。

» 便秘、味覚障害、咀嚼障害などの症状も考慮する。

» 外科療法、とくに消化器系のがん患者は術前から栄養状態が不良である場合が多く、術後も十分な経口摂取ができない場合が多いため、術前から栄養状態を把握し適正な栄養管理を行う。

» がん終末期患者では、栄養療法が患者や家族のためになっているか、逆に何らかの苦しみをもたらしていないかなども見定める。がん悪液質をともなうがん終末期患者では、投与エネルギー量や水分量などの減量を考慮する。

» 緩和医療においては、基本的には積極的治療を行っている場合と同様だが、重点を「QOLの維持・向上」か「栄養状態の維持・改善」のどちらに置くかにより、栄養補給内容や提供する食事内容が異なることがある。

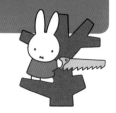

急性胃炎
acute gastritis

🦆 疾患の定義と病態

» 胃内の表面にある胃粘膜に発赤、出血、びらん、潰瘍などの炎症病変が急性に発症した場合を、急性胃炎という。原因の除去を行うことにより、比較的短い期間で正常化する。

» 胃酸の作用と胃粘膜防御機能のバランスの乱れが原因となって発症するが、バランスの乱れを起こす要因としては、暴飲暴食（アルコール、過冷の飲食物・香辛料の過剰摂取）、コーヒーの過剰摂取、ステロイドや抗がん剤、強アルカリの薬剤服用、細菌感染（Helicobacter pylori感染）、アニサキスなどの寄生虫のほか、火傷、外傷、精神的ショックなどによるストレス、食品アレルギーなどにより発症することがある。

» 症状としては、胃部不快感、食欲不振、悪心・嘔吐、上腹部痛がある。ときには、吐血、下血をともなう場合がある。

🦆 栄養療法の方針

» 胃を庇護できる食事内容を基本とする。1〜3食絶食後に、易消化食（消化がよく軟らかい食事）から開始し、回復状況に合わせて普通食に戻していく。

» 必要以上に易消化食を継続することは、避けることが望ましい。

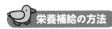 **栄養補給の方法** ∙∙

» 症状が激しい場合は、1日程度絶食とする。絶食後は、湯ざましなどから開始し、消化がよい糖質 (低脂質、易消化、非刺激性) を中心とした流動食、3分粥・5分粥食を経て、およそ1週間程度で全粥食へと進めていく。

(戸田和正)

 栄養管理のポイント

» 胃炎の食事は、消化・吸収のよい糖質を主体としながら、必要なタンパク質、脂質を含む食事とする。脂質は胃内停滞時間が長く胃に負担をかけるため、通常よりも使用量を少なくし、乳化脂肪を利用するようにする。タンパク質食品は、調理方法により硬くなり消化が悪くなるので、調理方法は、「煮る」「蒸す」「茹でる」を中心に、料理の硬さを配慮したうえでの焼き物までとする。「炒める」「揚げる」調理方法は避けるようにする。

» タンパク質食品のうち好ましい食品は、白身魚、ささみ、赤身挽肉、豆腐、牛乳・乳製品などである。好ましくない食品は、脂質の多い魚や肉、硬い肉などである。そのほか、加熱しても軟らかくならない食物繊維の多い野菜、豆類なども好ましくない。また、アルコール、カフェイン、炭酸飲料などは避ける。

» 食事の摂り方として重要なのは、ゆっくりよく噛んで食べることである。また、食休みをとるなど、食事時間に余裕をもち、落ち着いて食事を摂ることも必要である。

胃・十二指腸潰瘍
gastroduodenal ulcer

疾患の定義と病態

» 胃・十二指腸潰瘍の粘膜、粘膜下層、筋層に組織欠損が生じる状態を胃・十二指腸潰瘍という。潰瘍は、胃粘膜に対する攻撃因子と防御因子のバランスが崩れることにより発症すると考えられてきたが、最近ではヘリコバクター・ピロリ（Helicobacter pylori）に由来することが示され、除菌すれば症状の改善がみられ、再発しないことが示されている。

» 最も多い症状は、心窩部痛のほか、腹部膨満感、悪心、嘔吐、胸やけ、食欲不振などである。合併症は、潰瘍からの出血、潰瘍部位の穿孔や狭窄などである。

栄養補給の方法

» 出血がある場合には絶食とし、止血が確認されてから食事を開始する。潰瘍部の保護と治癒のための栄養補給を行う。

» 基本方針は次の通り。①胃酸分泌を促進しないもの、②胃内停滞時間が短いもの、③物理的・化学的刺激の少ないもの、④十分な栄養量があり、バランスが保たれたものを摂取し、⑤規則正しい食生活を送る。

栄養補給の方法

» 出血がある場合には、経静脈栄養法にて栄養補給を行う。

» 止血が確認されたら、以下の点を考慮した食事摂取を開始する。

①栄養バランスを保つ。食欲の低下などから栄養バランスが乱れやすいが、治癒促進のためにも考慮が必要である。

②調理により硬くなる食材、軟らかくなる食材があるので、食べる時点で硬すぎないものにする。また、繊維の多い野菜、海藻、きのこは避ける。

③辛すぎないように、多量の香辛料の使用を避ける。

④極端に熱いもの、冷たいものは、物理的刺激が強くなるので避ける。

⑤減塩食にする必要はないが、塩味が濃いもの、酸味が強いものはなるべく避ける。

⑥ゆっくりよく噛む。噛み砕きが少ないと、食塊が直接胃壁を刺激してしまうので、よく噛んで食べるようにする。

⑦食後30分程度は、食休みをとり胃の働きを効率よくする。

⑧嗜好品を避ける。コーヒー、炭酸飲料の摂取は、胃酸分泌を促進させるので避ける。

(戸田和正)

 栄養管理のポイント

» 胃内停滞時間や刺激に対しては、使用する食材の影響のほか、調理方法によっても異なる。胃内停滞時間が短く、刺激の少ない調理法は、「煮る」「蒸す」「茹でる」＞「焼く」＞「炒める」＞「揚げる」の順となる。したがって、「炒める」「揚げる」調理法は避ける。

タンパク漏出性胃腸症

protein-losing gastroenteropathy

疾患の定義と病態

» タンパク漏出性胃腸症とは、消化管粘膜から血漿タンパク、とくにアルブミンが消化管内に漏れ出ることにより、低タンパク血症（低アルブミン血症）を呈する病気である。

» 浮腫がおもな症状で、顔面や四肢などにみられ、胸水や腹水をともなう高度な場合もある。また、下痢、悪心・嘔吐、腹痛、腹部膨満感、食欲不振などの消化器症状や、アルブミンの減少からカルシウムの体外漏出が進み、低カルシウム血症（テタニー）や小児では発育障害がみられることもある。

» 本疾患の病因として、リンパ管の異常と消化管粘膜上皮の異常、毛細血管透過性の亢進などが考えられている。

» リンパ管の異常をともなう疾患として、腸リンパ管拡張症、リンパ管腫瘍、心不全などがある。消化管粘膜上皮の異常では、急性・慢性胃腸炎、好酸球性胃腸炎、潰瘍性大腸炎、クローン病などが考えられる。クローン病ではリンパ管の異常もみられる。アレルギー性胃腸炎、アミロイドーシスなどでは消化管の毛細血管が亢進し、タンパク漏出を生じる。

» 上記の原因が単独あるいは複合してタンパク漏出を起こす場合があるので、原因を診断し、原因疾患に対する治療を行うことが大切である。治療には、食事療法、薬物療法お

および外科療法がある。

 栄養療法の方針 ....

» 食事の基本は、低脂肪食、中鎖脂肪酸（MCT）の補充である。成分栄養剤や中鎖脂肪酸を含む半消化態栄養剤の投与も有効である。著しい高度栄養障害の症例では、中心静脈栄養で管理する。

» タンパク漏出性胃腸症では、タンパク質の漏出だけでなく、脂肪、脂溶性ビタミン、鉄、亜鉛、カルシウムなどの吸収障害を合併することもあるので、注意が必要である。

 栄養補給の方法 ....

経口栄養

» 脂肪の摂取は腸管に負担をかけ病態を悪化させるため、低脂肪食（30〜40g/日）とする。調理に使用する脂肪は中鎖脂肪酸（MCT）で補給する。MCTは消化吸収されやすく、吸収後は直接門脈に入り、リンパ管内圧の上昇をきたさない。また、膵由来のリパーゼと胆汁によるミセル化を必要とせず、肝臓ですみやかに酸化されるので、脂肪便を呈している患者でも下痢をきたすことなく効率よくエネルギーを補給できる。MCTオイル、MCTパウダー、MCT入りデザートを利用するとよい。

» 高エネルギー(35〜40kcal/kg)、高タンパク質（1.5〜2.0g/kg）とする。タンパク質は、脂質の少ない肉・魚・乳製品、大豆製品、卵などがよい。

» 乳糖分解酵素が欠乏している場合には乳糖を控える。

» ビタミン、ミネラルを十分に補給する。脂肪の消化吸収不良にともなって不足しがちな脂溶性ビタミン（A、D、E、K）や、カルシウムなどを十分に補給する。

» 食事摂取量が少ない場合には頻回食とする。

» 腸管粘膜上皮保護作用や、微絨毛の栄養となるグルタミンの補給もよい。グルタミンは栄養補助剤のＶアクセル、グルタミンＦ、GFOなどに含まれている。

» 心不全、胸水、腹水がみられる場合は、塩分を制限する。

» アレルギー性胃腸炎では、食事性抗原（乳糖など）を同定し除去する。

🔔 経腸栄養

» 腸管の安静や消化液分泌抑制を必要とする場合、成分栄養剤（エレンタール®、小児ではエレンタールP®）が適応となる。脂肪便が明らか、または疑われる場合には、成分栄養剤のほかに低脂肪の栄養剤またはMCTの入った栄養剤を選択する。

🔔 経静脈栄養

» 高度の漏出で著しい低栄養状態や頻回の下痢の場合は、中心静脈栄養法を選択する。

» タンパク漏出性胃腸症の原因疾患に基づいた栄養療法を行う。

（斉藤恵子）

栄養管理のポイント

» タンパク漏出性胃腸症では、タンパク質だけでなくさまざまな栄養素の吸収が不良となる場合がある。しっかりアセスメントし、欠乏の程度に応じて補給することが大切である。

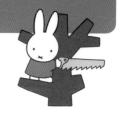

消化器疾患

クローン病

Crohn's disease

 疾患の定義と病態

» クローン病は10〜20歳代の若者に好発し、再燃と寛解を繰り返す、慢性の難治性の炎症性腸疾患である。

» 病変は、口唇から肛門までの消化管のあらゆる部位に起こり得る。おもに小腸と大腸に多く、特徴的な縦に長い縦走潰瘍や敷石状潰瘍を生じる。

» 症状は腹痛、下痢、発熱、下血、栄養障害、体重減少、貧血、肛門病変などで、狭窄、瘻孔の形成がみられることもある。合併症として、関節痛、関節炎、尿路結石、胆石などが生じることもある。

» 病因は不明だが、遺伝、感染、免疫異常が考えられている。食事を遮断すると炎症や病勢が改善することから、食事性抗原や腸内細菌叢が何らかの作用を及ぼしている可能性が高い。

栄養療法の方針

» 栄養状態を改善し、病気とともに通常の生活ができるよう、支援することが大切である。

» クローン病がよくなる食事はなく、食事による病態悪化を避けることが重要である。

4

疾患別の栄養管理

147

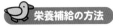

栄養補給の方法

経口摂取

» 食事療法の基本は、腸管の安静を図り、適正なエネルギー、ビタミン、ミネラルが不足しないようにする。低脂肪、低刺激食とする。

» 炭水化物は消化吸収に優れ、消化管に負担をかけず、効率のよいエネルギー源である。多糖類（主食）で必要エネルギー量の60％程度を確保するようにする。

» 粘膜透過性の亢進（こうしん）、免疫反応の異常がいわれており、食事中のタンパク質は1.1〜1.2g/kg程度が望ましい。

» 脂肪摂取量が30g/日以上で再燃率が高くなることが明らかになっている。脂肪の消化吸収に必要な胆汁酸が、回腸末端部や上行結腸で吸収されずに腸管に刺激を与え、下痢や腹痛の原因となりやすくなる。

» 食物繊維は活動性の病変を有する場合や、狭窄や痙攣による一時期な通過障害のあるときを除いて、厳しい制限は必要ない。水溶性食物繊維は腸管刺激も少なく、水分吸収、ゲル化、胆汁酸吸着能を有し、下痢を軽減する。補助食品で5〜10g程度補うと、便性の改善が期待できる。

» 脂肪の吸収障害の存在により、脂溶性ビタミン（A、D、E、K）や回腸末端部で吸収されるビタミンB_{12}の欠乏がみられる。

» 亜鉛、セレンの不足に注意する。亜鉛は味覚障害や食欲低下だけでなく、タンパク合成にも関与するので不足状態では創傷治癒が遅延する。

» 頻回の下痢やストーマからの排泄が多い場合には、ナトリ

ウム、クロール、カリウムなどの電解質の低下がみられる。経口補水液 (ORS) で電解質を補給するとよい。

» ビフィズス菌や乳酸菌の摂取により、便性の改善、ガスの減少、腹部膨満感の改善などが期待できる。

🍠 経腸栄養

» 経腸栄養剤は、成分栄養剤 (ED：elemental diet, エレンタール®) が望ましい。ED は栄養状態だけでなく腸管病変を改善し、緩解導入できることが明らかになっている。寛解期では ED だけでなく、エンシュアリキッド®、ラコール® などの半消化態栄養剤でもよいとされている。患者個々の QOL および認容性を考慮して選択する。

» 食事のみで必要エネルギーを確保すると、腸管への負担が大きくなり再燃率が高くなるので、ED を 20〜30kcal/kg/日以上摂取すると寛解維持効果があるとされている。

🍠 経静脈栄養

» 病勢が重篤 (著しい低栄養状態、頻回下痢、広範な小腸病変など) と判断される場合や高度な合併症 (腸管の高度な狭窄、瘻孔、膿瘍形成、高度の肛門病変など) を有する場合、中心静脈栄養が選択される。

(斉藤恵子)

栄養管理のポイント

» 個々の患者によって体調を悪化させる食品は異なる。症状と食事との関係を観察するよう指導する。

» 病悩期間が長いので、食事の厳しい制限が人格にも影響を及ぼすこともある。患者の性格やライフステージに合わせた柔軟なアドバイスが大切である。

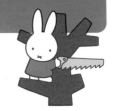

消化器疾患

肝不全
hepatic failure

疾患の定義と病態

» 肝臓は、消化管から吸収された栄養素の代謝、血液中のアルブミンや血液凝固因子などのタンパク質の合成、アンモニア代謝、および薬物や異物の代謝・解毒・排泄など、生命の維持に不可欠な多数の働きを担っている。

» 肝不全とは、肝臓の主要な構成細胞である肝細胞の機能異常が進行し、肝機能が失調した状態を指す。各種の疾患により肝機能が停止した状態であり、さまざまな異常がみられる症候群といえる。

» 肝臓は体内で最大の代謝器官であるとともに、細網内皮系（さいもうないひけい）の中心的存在として免疫学的にも重要な機能を果たしており、生命維持になくてはならない臓器である。したがって、肝不全はほかの臓器へ多大な影響を及ぼし、多臓器不全から死に至る重篤な病態である。

» 急性肝不全は、急激な肝細胞の崩壊により肝機能が障害した状態である。劇症肝炎は、ウイルス性急性肝炎や薬剤による肝障害などで急激かつ広範に肝細胞が壊死し、肝機能が低下した状態である。

» 肝不全の状態になると、人体に有害なアンモニアを尿素に変えて排泄できなくなるため、血中アンモニア濃度が増加し、肝性昏睡（肝性脳症）という意識障害を引き起こす。

150

» 肝臓で生成されたビリルビンが胆汁として腸管に排泄されなくなるので、血中ビリルビン値が高くなり黄疸をきたす。

🦆 栄養療法の方針

» 中心静脈栄養などによる栄養管理のほか、肝臓の再生、修復が始まるまでの肝機能補助の目的で、持続緩徐式血液濾過や血漿交換療法が実施される。
» 肝不全では、高アンモニア血症を防ぐためのタンパク質制限が食事療法の基本である。

🦆 栄養補給の方法

» 高アンモニア血症の予防と改善のために、腸管からのアンモニア吸収を低下させるラクツロース (難消化性二糖類) を経口または経腸で用いる。
» 肝性脳症を発症した場合は、フィッシャー比 (BCAA/AAA比) 低下を改善するために、分岐鎖アミノ酸 (BCAA) 製剤の投与が推奨されている。BCAA と芳香族アミノ酸 (AAA) は、脳への移行で競合するため、血中の BCAA が減少すると AAA が脳に入りやすくなる。AAA は偽性神経伝達物質として作用するため、肝性脳症を悪化させる。
» BCAA製剤の投与は、骨格筋におけるアンモニア処理 (グルタミン酸とアンモニアからグルタミンを合成) を促進することでも、肝性脳症の悪化を防ぐ。

(宮下 実)

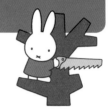

肝硬変

liver cirrhosis

疾患の定義と病態

» 肝硬変とは、慢性的な肝細胞の障害や結合組織の増生および肝細胞の再生の結果、偽小葉という線維性の隔壁で包まれた再生結節が、肝臓全体にびまん性に形成された状態である。

» 機能が代償されている場合を代償性肝硬変、機能を失い、黄疸、腹水、肝性脳症およびはばたき振戦などの症状が出現した場合を非代償性肝硬変と呼ぶ。

» 肝硬変患者の代謝異常として、タンパク質・アミノ酸代謝異常や糖質代謝異常が存在し、タンパク質エネルギー低栄養状態 (PEM：protein energy malnutrition) をきたす場合が多い。

栄養療法の方針

» 肝硬変の代謝異常がもたらす低アルブミン血症や、早朝空腹時の血糖低下の予防などに対し、適正な総摂取エネルギー量の算定法や頻回食のような摂取方法などの栄養療法を実施する。

» 肝硬変では一般に、エネルギー代謝は亢進しており、30〜35kcal/体重 (kg) 必要とされているが、個々の病期や現摂取量、体重変化や身体計測値も考慮に入れ、個々においてエネルギーやタンパク質必要量を設定し、その後の身体状

況に応じて補正するのが最適である。

 栄養補給の方法

» 代償性肝硬変では窒素バランスが負に傾きやすく、タンパク質供給量は健常者より多めの設定となる。

» 代償性肝硬変の場合、タンパク質・アミノ酸の必要量は、標準体重(kg)当たり1.2〜1.3gと健常者よりやや高めとする。

» 非代償性の場合は、タンパク質・アミノ酸を標準体重(kg)当たり0.6〜1.0gと制限する。このときアミノ酸製剤を併用している場合は、そのアミノ酸量を差し引いたタンパク質量の食事とする。

» 分岐鎖アミノ酸(BCAA)製剤の投与は、血清アルブミン値の改善が期待できるので、低アルブミン血症の場合は投与を考慮する。

» 食塩摂取量は6g未満を標準とする。

(宮下 実)

4

疾患別の栄養管理

 栄養管理のポイント

» 肝硬変の栄養療法は、糖尿病や腎臓病のように食事療法が完璧に確立されているものではない。しかし、適切な摂取エネルギー量の設定、アミノ酸製剤を用いた薬物療法を併用した非代償性肝硬変の改善などにより、QOL向上が期待できる。

急性膵炎・慢性膵炎

acute pancreatitis・chronic pancreatitis

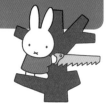

急性膵炎

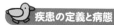

疾患の定義と病態

» 急性膵炎は、膵臓から分泌される消化酵素が何らかの原因により膵臓内で活性化し、膵臓自体が自己消化され炎症を起こす炎症性疾患である。

» 多量の食事や飲酒後に上腹部から背部にかけての痛み、嘔気、嘔吐、発熱などがみられる。

» 原因の多くはアルコール過飲、胆石症で、ほかに脂質異常症、感染、自己免疫性膵炎などがある。

栄養療法の方針

» エネルギー消費量が増加するため十分な栄養補給をし、栄養状態を保つことが必要である。

栄養補給の方法

» 急性期は絶食とするが、症状の軽減にともない、膵臓の外分泌の刺激を抑えるために脂質を抑え、炭水化物を中心とした流動食を開始する。重湯、葛湯、果汁などが適切である。不足分は経静脈栄養や経腸栄養で充足する。

- » 回復期は、症状の消失にともない、流動食から分粥食へ移行する。タンパク質は植物性タンパク質や脂肪の少ない魚類、肉類とし、徐々に増加させる。
- » 安定期において症状が消失すれば、脂肪を極端に制限し続けると必要なエネルギーが不足し栄養状態の悪化につながるため、症状をみながら通常の食事に戻す。
- » アルコールは膵臓に障害を与えるので禁酒とする。カフェイン、炭酸飲料、香辛料も制限する。

慢性膵炎

 疾患の定義と病態 ·····

- » 膵臓の慢性的な炎症による線維化、実質細胞の脱落による膵臓の外分泌と内分泌の障害などにより、膵臓が機能低下を起こした状態である。
- » 原因の約60%は、常習的なアルコールの飲酒によるものである。

 栄養療法の方針 ·····

- » 上腹部から背部にかけての痛みや消化・吸収機能の低下による下痢などにより、低栄養になりやすい。代償期、非代償期に合わせた栄養管理により、栄養状態の維持と改善を行う。

 栄養補給の方法 ·····

- » 代償期は膵臓の安静を保ち栄養状態の改善を図る。腹痛や

消化不良などの症状がある場合は、高脂肪食を避ける必要
がある。

» 非代償期は、腹痛や消化不良症状がなければ、必須脂肪酸
の欠乏や脂溶性ビタミン、微量元素の欠乏をまねく危険性
があるため、脂肪制限は必要ない。必要時には消化酵素薬
の服用や栄養補助食品を検討し、動物性脂肪より植物性脂
肪や魚から適切に脂肪を摂り、ミネラル、ビタミンを含む
バランスのとれた必要エネルギー量（1日当たり30〜35kcal×標準
体重kg）を確保する。

» 急性期同様、アルコールは膵臓に障害を与えるので禁酒と
する。カフェイン、炭酸飲料、香辛料も制限する。

（清水朋子）

 栄養管理のポイント

急性膵炎
» 急性期は絶食にし、中心静脈栄養や経腸栄養で充足する。
» 回復期は、流動食から分粥食に移行。脂質制限をする。
» 安定期は、全粥食から常食に移行。炎症が完全に消失する
まで低脂肪食とする。
» アルコールは禁止。カフェイン、炭酸飲料、香辛料は制限
する。

慢性膵炎
» 必要栄養量、良質なタンパク質を確保する。
» アルコールは禁止。カフェイン、炭酸飲料、香辛料は制限
する。
» 急性再燃期は急性膵炎に準じる。

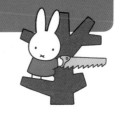

胆石症
cholelithiasis

疾患の定義と病態

» 胆汁の中に含まれる物質が固形化して石状になり、胆道系にできたその石を胆石という。胆石症とは、その石が原因になって生じる炎症である。

» 無症状なことも多いが、胆石が胆嚢頭部にはまり込むと、疝痛発作という突然に起こる右上腹部の激しい痛みから始まり、右背部にかけ間欠的な痛みをともなう。

» 経口胆石溶解剤を試みることもあるが、再発を繰り返す場合は内視鏡手術にて胆嚢摘出術が行われることが多い。癒着などがある場合は開腹手術を行う。また、音波を利用した衝撃破壊療法が行われることもある。

栄養療法の方針

» 急性期は、絶食にし、中心静脈栄養とする。

» 症状を確認しながら経口量を増加させるが、経口で十分な栄養量の確保が充足されなければ、中心静脈栄養を継続する。

栄養補給の方法

急性期

» 急性期は、食事の摂取にともない、胆液の排出が起こり、

胆嚢の収縮を促進させることから絶食とし、疝痛発作の再発や増強を抑える中心静脈栄養とする。

» 痛みの軽減にともない、果汁や重湯などの炭水化物を中心とした流動食から開始するが、脂質は 5g/ 日程度に制限する。

🐚 回復期・無症状期

» 回復期は、症状の軽減状態をみながら、分粥食、全粥と食事を徐々に普通の食事形態に戻していく。その際、エネルギー、脂質、タンパク質も増加させるが、脂質 30g/ 日程度の脂質制限を継続する。

» 栄養状態を維持するために、食事の摂取量が増加するまでは、輸液の補充を調整し必要栄養量の確保を行う。

» 胃液は胆嚢の収縮を促進させ、痛みを増長させるので、アルコール、カフェイン、炭酸飲料、香辛料などの刺激物を避け、消化のよい食品や調理法（茹でる、蒸す）が望ましい。

» 無症状期であっても、胆石発作や胆石の生成を促すような高脂肪食や不規則な食生活を避ける。また、夕食時にまとめて脂質を多く含む食事を摂取しないような注意が必要である。

» 腸管内の圧力を上昇させることを防ぎ、疝痛発作の予防をするためにも食物繊維を摂取し、便通を整え、コレステロールの排出を促すために、便秘予防を行う。

» バランスのよい規則正しい食事を心がけ、過不足のないエネルギーを摂取していくことが必要である。

（清水朋子）

栄養管理のポイント

急性期

» 絶食とする。エネルギー必要量は中心静脈栄養にて確保。

» 症状を確認し、脂肪制限の流動食から開始する。

回復期・無症状期

» 動物性脂肪は控えめに摂取し、規則正しい食生活を送るよう指導する。脂肪は消化吸収のために胆汁分泌を促し、胆嚢を収縮させて疝痛を誘発し、また胆石生成の誘因ともなるので、その制限は基本である。

» 夕食の過剰摂取に注意するよう指導する。

» 食物繊維、ビタミン、ミネラルの摂取を確保する。

» アルコール、カフェイン、炭酸飲料、香辛料などの刺激物を避ける。

» 肥満の改善に努める。

» 消化のよい食品や調理法を用いる。

4

疾患別の栄養管理

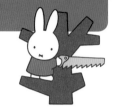

腎疾患

急性腎炎
acute nephritis

疾患の定義と病態

» 急性腎炎は、血尿、タンパク尿などが突然出現し発症する。最も多い原因菌は、A群β溶血性連鎖球菌で、急性咽頭炎発症後に急性腎炎を発症し、抗原抗体反応や炎症により腎機能が低下する。

» 急性糸球体腎炎は、完治可能な腎炎である。急性期を回復に導き、慢性化させないことを治療の目標とする。

栄養療法の方針

» 腎障害の程度や合併症の出現に注意した食事療法とする。

» 急性期においては、急激な腎機能低下が認められ、タンパク質の制限、十分なエネルギー補給、厳密な塩分制限を基本とする。発症までの期間が短く、重度の栄養障害を起こすことは少ないが、食欲不振により、十分なエネルギー補給が困難になる場合が多い。

» 食欲の変化や摂取量に注意し、食事療法を遵守できているかを常に把握し、状況に応じた対応を行う。

栄養補給の方法

» 急性期においては、経口によるエネルギー確保が困難な場合が多く、経静脈栄養による栄養補給が必要となる。

- » 回復期においては、経口栄養による管理が主流となる。
- » 「日本人の食事摂取基準」の推奨量をもとにエネルギー、タンパク質を確保する。
- » エネルギー量は、[基礎エネルギー量×活動係数×ストレス係数]で算出する場合もある (35cal/Kg/日程度)。
- » タンパク質制限下でのエネルギー補給は、糖質と脂質によるが、過剰な脂質はアシドーシスの原因となるので注意。
- » タンパク質は、急性期は0.5g/Kg/日とし、回復期においては、1g/Kg/日で管理する。
- » 塩分は、乏尿期は、無塩で管理する。
- » 塩分は、利尿剤使用の有無や血圧により異なり、急性期は0～3g、回復期は3～5gの範囲での制限を行う。
- » カリウムは、急性期では血清カリウム5.5mEq/L以上の場合は制限を行う。回復期については、とくに制限しない。
- » 水分量は、急性期は[前日尿量＋不感蒸泄量]とする。回復期においては、とくに制限しない。

(藤井映子)

栄養管理のポイント

- » 病期により栄養基準が異なるが、急性期をいかに回復に導くかが栄養管理のポイントとなる。急性期を乗り切れば、予後のよい疾患なので、急性期症状にともなう合併症をいかにコントロールし、治療するかが重要となる。
- » 急性期には、タンパク質・塩分・水分の厳格な制限と十分なエネルギー量を確保した腎臓庇護食を基本とした食事療法を行う。

急性腎障害(AKI)
acute kidney injury

疾患の定義と病態

» 正常な腎臓が、大量の出血や脱水、薬物などが原因となって急激に（数日〜数週間）腎機能低下をきたす病態で、体液のホメオスターシスを維持できなくなった状態。

» 原因、病期によって現れる多臓器不全（MODS：multiple organ dysfunction syndrome）や全身性炎症反応症候群（SIRS：systemic inflammatory response syndrome）などに対応できなければ死亡率（50%）の高い重篤な疾患であるが、適切な診断と治療により腎機能の回復が期待できる。

» 血液透析(HD)や血液透析濾過(HDF)を必要とする場合が多い。

栄養療法の方針

» 臨床症状を正しく評価し、適切な栄養療法を行う。

» 体液のホメオスターシス維持を目的とする。

» 乏尿期や利尿期の初期には、経口摂取が困難な場合が多く中心静脈栄養（TPN）による高カロリー輸液を行う。

» 腸が使える場合は、基本的には経腸栄養を行う。

栄養補給の方法

経口栄養

» エネルギー量：35kcal/kg/日（病態により20〜40kcal/kg/日）

敗血症やMODSでは、エネルギー消費が亢進する。

» タンパク質：保存的治療　0.8〜1.0g/kg/日

　　　　　　　　透析期　　　1.0〜1.7g/kg/日

» 塩分：6g/日未満

» カリウム：高カリウム血症は制限 (血清K5.5mEq/lでは2g以下)

» 水分量：尿量＋不感蒸泄＋腎以外からの喪失量

🧅 経腸栄養

» バクテリアルトランスロケーションを防ぐためにも、可能な限り経腸栄養を試みる。

» 経静脈栄養 (長期の欠食) から経腸栄養への移行は、GFO (G＝グルタミン、F＝ファイバー、O＝オリゴ糖) 療法などを試みて行う。

» 腎不全経腸栄養剤などを併用し、必要栄養量の投与を行う。

🧅 経静脈栄養

» 消化器症状が強い場合には中心静脈栄養を行う。

» カリウム、リンの少ない腎不全用高カロリー輸液・腎不全用アミノ酸製剤・50%ブドウ糖液で必要栄養量を確保する。

» 必須脂肪酸補給に脂肪乳剤を適宜用いる (週2回程度)。

» 非タンパク質カロリー/窒素比 (NPC/N) は、300〜500とする。

» バランススタディを行い、輸液量を調整する。

» 厳密な血糖管理を行う。　　　　　　　　　　　　　　　(藤井映子)

栄養管理のポイント

» 高窒素血症 (BUNやCrの上昇) による尿毒症・高K血症・代謝性アシドーシス出現などの病期に応じ栄養管理を行う。

» 初期は消化器症状が強く、厳格なタンパク質制限 (アミノ酸製剤投与) と異化防止に十分なエネルギー投与が基本となる。

慢性腎臓病 (CKD)
chronic kidney disease

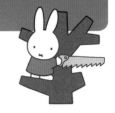

疾患の定義と病態

» 慢性腎臓病 (CKD) は、末期腎不全の危険因子であるとともに脳卒中、心不全などの心血管疾患 (CVD：cardio vascular disease) 発症因子としても認識されるようになった。

» CKDの定義は、臨床症状と腎機能の障害度により定義され、①か②のどちらか、または両方が3カ月間以上継続。

①腎疾患の確定診断とは無関係に、糸球体濾過量 (GFR) が3カ月以上継続して60mL/分/1.73m^{2}未満に低下している。

②GFRの異常の有無にかかわらず、病理学的診断、血液検査、尿検査、画像診断のいずれかで、腎臓の形態的または機能的な異常が推察され、これをもって腎障害ありと診断した場合とする。

●CKD進行のメカニズム

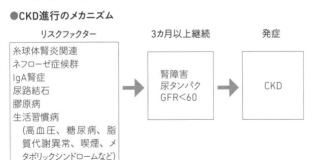

リスクファクター

糸球体腎炎関連
ネフローゼ症候群
IgA腎症
尿路結石
膠原病
生活習慣病
（高血圧、糖尿病、脂質代謝異常、喫煙、メタボリックシンドロームなど）

3カ月以上継続

腎障害
尿タンパク
GFR<60

発症

CKD

» 慢性腎臓病分類では、慢性腎臓病のすべてを対象に、腎機能低下の程度によりステージ (病期) ごとに分類され、食事療法の基準もステージに合わせたものとなっている (次ページ表)。

●慢性腎臓病分類

病期 ステージ	腎障害の程度		診療計画 (Clinical Action Plan)
1	腎障害(+)	GFRは正常 または亢進 ≧90 (mL/分/1.73m²)	CKDの診断と診断に基づいた原疾患の治療を開始する。 併発疾患を治療する。 CKD進展を遅延させることを目標として治療する。 CVDリスクを軽減することを目指して治療する。
2	腎障害(+)	GFR軽度低下 60〜89	CKD進行を予測する。 CKDの診断と診断に基づいた原疾患の治療を開始する。
3	腎障害(+)	GFR中等度低下 G3a　45〜59 G3b　30〜44	CKD合併症を把握し治療する(貧血、血圧上昇、続発性上皮小体機能亢進症など)。 CKDの原疾患というより共通進行病態への治療を開始する。
4	腎障害(+)	GFR高度低下 15〜29	透析療法または腎移植を準備する。
5	末期腎不全	GFR<15 透析療法	尿毒症の症状があれば、透析療法の導入または腎移植を実施。

栄養療法の方針

» CKDの発症・進展に深く関与している生活習慣の改善により、次のようなリスク因子の軽減を図る。

　高血圧症：130/80mmHg (尿タンパク1g/日以上では125/75mmHg) 未満

　糖尿病：HbA1c6.5%未満

　脂質 (代謝) 異常症：LDL120mg/dL未満

　肥満：BMI＜25

» 腎機能低下の程度に合わせた栄養療法を行う。
» 適正なタンパク質制限および十分なエネルギー摂取により、異化を防止し、全身状態を良好に保つ。
» 腎機能低下では、体液異常を念頭に置いて行う。
» 水分の過剰摂取や極端な制限を行わない。

🦆 栄養補給の方法

» 経口摂取による食事摂取を基本とする。
» 腎機能低下が軽度なら「日本人の食事摂取基準」に準ずる。

🥄 経腸栄養

» 食欲の低下などにより栄養摂取量が低下した場合には、腎不全用濃厚流動食の使用も含め、併用することがある。

●慢性腎臓病に対する食事療法基準

ステージ（病期）		エネルギー(注1) (kcal/kg/日)	タンパク質 (g/kg/日)
1	尿タンパク量 0.5g/日 未満 (注2)	25〜35	任意
	尿タンパク量 0.5g/日 以上	25〜35	過剰摂取をしない
2	尿タンパク量 0.5g/日 未満 (注2)	25〜35	任意
	尿タンパク量 0.5g/日 以上	25〜35	過剰摂取をしない
3	尿タンパク量 0.5g/日 未満 (注2)	25〜35	0.8〜1.0
	尿タンパク量 0.5g/日 以上	25〜35	0.6〜0.8
4	GFR高度低下　15〜29	25〜35	0.6〜0.8
5	GFR高度低下　<15	25〜35	0.6〜0.8 (注4)
	透析療法 (3回/週)	30〜35	0.9〜1.2
	腹膜透析 (注5)	30〜35	0.9〜1.2

注1：「日本人の食事摂取基準（2020年版）」に準ずる。
　　　性別、年齢、身体活動レベルにより推定エネルギー必要量は異なる。
注2：蓄尿ができない場合には随時尿での尿タンパク/クレアチニン比0.5。

🍶 経静脈栄養

» 脱水は腎機能を低下させるため、静脈からの水分補給が必要となることもある。

» 経静脈栄養を行う場合には、一般のアミノ酸をバランスよく含んだ輸液の使用が望ましい。

(藤井映子)

 栄養管理のポイント

» 腎機能の程度に合わせて、タンパク質制限などの食事療法が強化される。CKD ステージ4または5においては、低タンパク質食事療法が透析の導入を遅らせ、リン、カリウムの上昇、代謝性アシドーシスの抑制にも効果を発揮する。

日本腎臓学会2014年度版を改変

塩分 (注3) (g/日)	カリウム (mg/日)	リン (mg/日)	水分 (ml/日)
3<6			
3<6			
3<6			
3<6			
3<6			
3<6	2,000以下		
3<6	1,500以下		
3<6	1,500以下	−	−
6未満	2,000以下	タンパク質 (g) ×15以下	15ml/Kg (DW) /日以下
尿量×5+PD除水×7.5	制限なし	同上	尿量+除水量

注3：過度の減塩は害になる可能性があるため下限は3gを目安とする。個々の症例に応じて下限を設定する。
注4：0.5g/kg/日以下の超低タンパク質食が透析導入遅延に有効との報告もある。
注5：透析液からの吸収エネルギー分を差し引く。

4 疾患別の栄養管理

血液透析(HD)
hemo dialysis

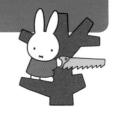

🦆 疾患の定義と病態

» 慢性腎臓病 (CKD) が進行し、腎機能が正常時の10%未満にまで低下した末期腎不全 (ESRD：end-stage renal disease) では、食事療法・薬物療法を行っても高窒素血症、高カリウム血症、アシドーシス、肺水腫などが出現するようになり、腎代替療法の適応となる。

» 急性腎不全で生命の危機が予測される場合や、高カロリー輸液 (TPN) による水分除去を必要とする場合にも血液透析を開始する。

» 血液透析には、ダイアライザーを用いる通常の血液透析と、患者自身の腹膜を透析膜として利用し老廃物を除去する腹膜透析 (CAPD) がある。

●血液透析導入

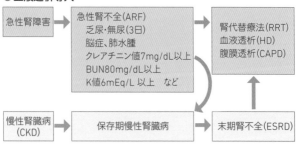

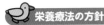 **栄養療法の方針**

» 老廃物の蓄積を防ぎ、栄養素の制限による低栄養をきたさ
  ないこと。
» 合併症を防止し、適切な栄養管理により延命を図る。
» 肺水腫、うっ血性心不全の合併症予防のため、透析間の体
  重増加 (水) をコントロールする (尿量＜400mL/日)。

栄養補給の方法

経口栄養 (血液透析)

» 血液透析 (HD) に対する「食事摂取基準」(日本腎臓学会) は以下
  の通り。

    総エネルギー量：30〜35kcal/kg/日
    タンパク質：0.9〜1.2g/kg/日
    塩分：6g/日未満
    カリウム：2,000mg/日以下
    リン(mg/日)：タンパク質(g) × 15mg/日以下
    水分 (mL/日)：15mL/kg (DW) /日以下

» 体重は、BMI＝22の標準体重を用いる。
» 高カリウム血症では、カリウム制限 (2,000mg/日以下) を行う。
» タンパク質量は、タンパク異化率から求められる。
» 透析間の体重増は、中2日でドライウエイト (DW) の5％未
  満とし、食事以外からの水分は15mL/kg/日以下とする。
» 摂取量の低下による異化亢進を防ぐため、腎不全用の濃厚
  流動食を併用し栄養補給を行う。

🔔 経口栄養 (腹膜透析)

» 腹膜透析時の「食事摂取基準」(日本腎臓学会)を以下に示す。

　　　総エネルギー量：27〜39kcal/kg/日

　　　タンパク質：1.1〜1.3g/kg/日

　　　塩分 (g/日)：尿量 (L) × 5 ＋ PD除水 (L) × 7.5

　　　水分(mL/日)：尿量＋除水量

　　　カリウム(mg/日)：制限なし

　　　リン(mg/日)：タンパク質 (g) × 15mg/日以下

» 体重は、BMI ＝ 22の標準体重を用いる。

» 腹膜透析では、タンパク質が透析液に流出するため、タンパク質は血液透析より多い1.1〜1.3g/kg/日とする。

» エネルギー量は、透析液に含まれるグルコース分を差し引いて、10〜20%減らした量とする。

» カリウムは、原則は制限なし。ただし、高カリウム血症がみられる場合は、血液透析と同様に2,000mg/日以下に制限する。

🔔 経腸栄養

» 腎不全用濃厚流動食の使用も含め、NGチューブや経皮的内視鏡下胃瘻 (PEG) からの栄養補給の検討を行う。

» 腎不全用濃厚流動食は、ミネラル含量が低いものもあるのでモニタリングが必要となる。

🔔 透析間輸液 (IDPN：intradialytic parenteral nutrition)

血液透析中に、透析回路を用いた栄養補給を行う。

🔔 経静脈栄養

» 腎不全用輸液製剤をおもに使用し、代謝異常 (アミノ酸代謝異常など) を考慮し、水分過剰に注意しながら行う。

» ハイカリックRF輸液などは糖質含量が高いので、高血糖への注意が必要である。また、脱水への注意も必要。

（藤井映子）

栄養管理のポイント

» タンパク質、水分、塩分、カリウム、リンなどの適切な制限と、十分なエネルギー補給を行う。
» 尿毒素の蓄積などによる食欲の低下や栄養素の制限などにより、低タンパク質・低エネルギー状態に陥りやすいため定期的な栄養アセスメントが必要。
» CKDの原因となった病気や、合併症の有無によっても食事療法は異なる。

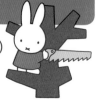

呼吸器疾患

急性呼吸不全(ARD)
acute respiratory distress

疾患の定義と病態

» 換気やガス交換がうまくいかず、血液中の酸素が足りなくなることで、十分な酸素を臓器に送れなくなり、そのため生体が正常な機能を営むことができない状態をいう。おもな原因に急性呼吸促進症候群（ARDS：acute respiratory distress syndrome）、急性肺障害 (ALI：acute lung injury) がある。

栄養療法の方針

» 急性呼吸不全や慢性呼吸不全増悪の場合、人工呼吸で換気とガス交換を維持し、疾患に対する根本的な治療を行う。それにともない適切な栄養管理を施行する。
» 呼吸不全患者は栄養障害のリスクを有しているため、栄養評価を行い、栄養管理計画を立て、実施し、随時モニタリングを行う。
» 十分なエネルギー量の投与ならびに必要なアミノ酸、脂肪酸、ビタミン、微量元素を補給する。

栄養補給の方法

» 栄養療法を必要とする場合は、経静脈栄養法よりも経腸栄養法が推奨される。

🐰 経腸栄養法

» 適切な呼吸管理が実施され、循環動態が安定している場合は、侵襲後24〜48時間以内の早期に経腸栄養剤を少量から開始することが推奨される。

» 経腸栄養施行中に胃内停滞により逆流のリスクが疑われる場合は、上半身の挙上、小腸内（幽門後）への投与等の手段を検討する。

» 二酸化炭素の蓄積に対し、n-3系脂肪酸 (EPA)、γ-リノレン酸、抗酸化物質を強化した経腸栄養剤の使用が推奨される。

🐰 経静脈栄養法

» 入院時栄養不良で経腸栄養法が実施不可能な場合や、経腸栄養単独で必要栄養量まで到達しない場合は、経静脈栄養法の適応となる。経静脈栄養法を施行する場合は、高血糖、電解質異常、カテーテル感染などに注意する。

（柴田みち）

栄養管理のポイント

» 栄養療法を必要とする場合は、経静脈栄養法よりも経腸栄養法が推奨される。

» 明らかな二酸化炭素の蓄積がみられる場合は、炭水化物の過剰投与を避け、脂肪の比率を高くする。

» 急性呼吸不全患者は、n-3系脂肪酸 (EPA)、γ-リノレン酸、抗酸化物質を強化した経腸栄養剤の使用が推奨される。

» 経腸栄養法が実施不可能な場合は経静脈栄養法を検討する。

» 呼吸器疾患患者は、血清中のリン濃度をモニタリングする。

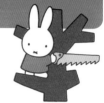

慢性閉塞性肺疾患(COPD)

chronic obstructive pulmonary disease

疾患の定義と病態

» たばこの煙を主とする有害物質を長期に吸入曝露することで生じた肺の炎症性疾患。

» 徐々に生じる体動時の呼吸困難や慢性の咳、痰を特徴とし、呼吸機能検査では、正常に回復することのない気流閉塞を示す。

栄養療法の方針

» 体重減少を認める場合が多いため、体重、BMI、身体計測および食事摂取調査を行い、栄養状態の評価を行う。

» %IBW＜90％の場合、栄養障害の存在が考えられ、栄養治療の適応となる。

» すでに栄養障害を呈している場合だけではなく、今後栄養障害に陥る可能性のある場合も含め、栄養介入を行う。

栄養補給の方法

» 必要エネルギー量を把握するため、安静時エネルギー消費量（REE）を測定し、実測REEの1.5倍を目標としたエネルギー量の投与が推奨される。

» 炭水化物の過剰投与は、二酸化炭素の産生を増加させて、

換気系の負担が増す可能性がある。二酸化炭素の蓄積が増加傾向の場合は、脂質摂取量を増やす。脂質は呼吸商（こきゅうしょう）が低く（二酸化炭素排出量が少ない）、ガス交換の負担を少なくできる。

» 十分なエネルギーを摂取するための栄養指導を行う。

🍶 経口栄養法

» 十分なエネルギー量を摂取する。

» 高エネルギー、高タンパク質の食品を摂取する。

» 効率よくエネルギーを補給するため、脂質の摂取量を増やす。

» ビタミン・ミネラルが不足しないようにする。

» 腹部膨満がある場合は、1日4～6回の分食にする。1回分の食事量が多いと胃の内容物によって横隔膜が挙上して呼吸が苦しくなる。

» 消化管でガスを発生する食事（炭酸飲料など）は避ける。

🍶 経腸栄養法

» 食事で十分な栄養が摂取できない場合は、経腸栄養剤によりエネルギー補給を行う。その場合は呼吸商に配慮し、エネルギー効率のよい脂質を多く含む経腸栄養剤を選択する。

(柴田みち)

栄養管理のポイント

» 適正な栄養評価および栄養摂取を行うために、栄養介入を行う。

» 安静時エネルギー消費量の1.5倍以上のエネルギー摂取を目標として栄養補給を行う。

» 炭水化物の過剰投与を避け、脂質の摂取を増やす。

動脈硬化症
arteriosclerosis

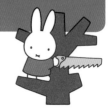

疾患の定義と病態

» 動脈硬化症とは、動脈壁が肥厚・硬化あるいは変形して内腔が狭くなる病態で、最終的には動脈の血流が減少することにより、さまざまな臓器に虚血性障害をもたらす。

» 動脈硬化は、①粥状動脈硬化症、②メンケベルグ動脈硬化症、③細動脈硬化症に分類される。なかでも粥状動脈硬化症が大動脈や冠動脈に起こりやすく、重篤な疾患に直結しやすい。

» 粥状動脈硬化症は、動脈をつくる内皮細胞の障害、栄養素である脂質の過多、生体防御機構である炎症の活性化の3つの異常が原因となり、動脈内腔に粥腫（プラーク）を生じる。

栄養療法の方針

» 動脈硬化性疾患は、遺伝素因に過食、身体活動不足などの環境因子が加わり発症する。また、コレステロールと動物性脂肪（飽和脂肪酸）過剰摂取がLDL-コレステロールの上昇をきたすといわれている。したがって、血清脂質改善のためには、総エネルギー量を制限すること、飽和脂肪酸を減らすこと、または飽和脂肪酸の摂取量をほかの不飽和脂肪酸に置換すること、n-3系多価不飽和脂肪酸の摂取量を増やすことなどが推奨される。

栄養補給の方法

経口栄養

» 食事基準を以下に示す。

食事基準	エネルギー：標準体重（kg）×身体活動（軽労作で25〜30、普通労作で30〜35、重労作で35〜）kcal/日
	脂質エネルギー比率：20〜25%
	飽和脂肪酸エネルギー比率：4.5%以上7%未満
	コレステロール摂取量：200mg/日未満
	n-3系多価不飽和脂肪酸の摂取量を増やす（摂取基準はP.271を参照）
	工業由来のトランス脂肪酸の摂取を控える（エネルギー比率1%未満）
	炭水化物エネルギー比率：50〜60%
	食物繊維の摂取量を増やす（摂取基準はP.272を参照）
	食塩摂取量：6g/日以下
	アルコール摂取量：25g/日以下

（「動脈硬化性疾患予防ガイドライン」2017年版、「日本人の食事基準（2020年版）」より）

（佐藤敦子）

栄養管理のポイント

» エネルギー摂取量を適正化し、動物性脂肪に含まれる飽和脂肪酸の摂取量を減らし、オリーブ油などに含まれる一価不飽和脂肪酸と魚類などに含まれるn-3系多価不飽和脂肪酸を増やすことで、動脈硬化の進展を予防し、冠動脈疾患の発症リスクを低減することができる。

循環器疾患

狭心症・心筋梗塞

angina pectoris ・
myocardial infarction

疾患の定義と病態

» 冠動脈の狭窄または閉塞によって血流が低下し、心筋が虚血に陥り発症する疾患を虚血性心疾患という。代表的なものに狭心症と心筋梗塞がある。

» 粥状硬化による冠動脈の器質的狭窄、あるいは冠攣縮（かんれんしゅく）のための機能的狭窄による一過性の虚血によって、心筋が酸素不足になって症状が出現するものを狭心症という。

» 冠動脈粥腫の破裂・崩壊とそれにともなう血栓形成のため、冠動脈の閉塞や高度の狭窄が生じ酸素やエネルギー供給が遮断され、心筋が壊死状態になったものを心筋梗塞という。

栄養療法の方針

» 発症直後は安静を保ち、治療後の心筋のダメージの状態を確認し、心拍数や血圧の上昇などが生じないように適切な栄養管理を行う。

» 病態の安定後は、再発予防のために、危険因子となる高血圧症、脂質異常症、肥満、糖尿病などにかかわる食事療法を含めた生活習慣の修正を行う。

» 心筋のダメージが大きい場合は、ハーフ食や頻回食、消化のよい食事などを検討し、心臓への負担を軽減する。

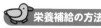 **栄養補給の方法** ···

🍋 経口栄養法

» 経皮的冠インターベンション（PCI：percutaneous coronary intervention）の直後は絶食とし、数時間後に介助にて飲水を開始する。飲水に問題なければ、すみやかに塩分6g/日程度、飽和脂肪酸とコレステロールを制限した食事を開始する。

» 急性期離脱後は、二次予防のために以下の事項を励行する。

①血圧管理のため、塩分摂取量は6g/日未満、純アルコール量は30mL/日未満にする。

②脂質管理のため、脂質のエネルギー比率は25%以下、飽和脂肪酸のエネルギー比率は7%以下にし、多価不飽和脂肪酸（とくにn-3系多価不飽和脂肪酸）の摂取量を増やす。また、コレステロールは300mg/日以下にする。

③体重はBMI 18.5〜24.9（kg/m²）の範囲に管理する。

④糖尿病がある場合はHbA1c6.5%未満（NGSP値）を目指す。

(佐藤敦子)

 栄養管理のポイント

» PCIで血行動態が安定した後は、心拍数や血圧の変化を確認しながら、適正なエネルギー補給と塩分6g/日未満で栄養管理を行う。

» 危険因子である糖尿病、脂質異常症、高血圧症、肥満などがある場合は、それぞれに留意した栄養療法を行う。

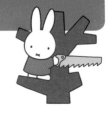

うっ血性心不全
congestive heart failure

疾患の定義と病態

» うっ血性心不全とは、何らかの心臓機能障害、つまり心臓に器質的・機能的異常が生じて心ポンプ機能の代償機転が破綻した結果、呼吸困難、倦怠感や浮腫が出現し、それにともない運動耐容能が低下する臨床症候群と定義される。

» 左室拡張末期圧や左房圧の上昇にともなう肺静脈のうっ血、左房圧上昇にともなう体静脈のうっ血、低心拍出量にともなう症状が現れる。

栄養療法の方針

» 全細胞外液量は体内ナトリウム量により規定されることから、慢性心不全では減塩によるナトリウム制限が最も重要。

» 心拍数と呼吸数の増加や体温上昇による基礎代謝量増加の反面、消化管のうっ血や浮腫による消化吸収の減弱、便秘による腹部膨満感、内服薬による食欲不振などが出現するため、必要なエネルギー量や栄養素を確保すること。

栄養補給の方法

経静脈栄養

» 急性期は絶食が基本。当初は末梢静脈栄養でブドウ糖を投与するが、輸液量は厳しく制限されることが多く、エネル

ギー量確保のため早期から中心静脈栄養を行うことも多い。

» 脂肪乳剤は、過剰投与すると心筋収縮力を低下させたり、肺拡散能を低下させたりする場合があるので注意する。

🧅 経腸栄養法

» 人工呼吸器装着の長期化、嚥下障害や食欲不振などで経口摂取が不可能な場合には、経腸栄養を考慮する。ただし過剰な投与は心不全にとって負荷になるので、投与量や速度に注意が必要である。

🧅 経口栄養法

» 状態が安定した後に経口摂取を開始するが、心臓への負担が増えたり疲れが出たりして十分な量が摂取できないこともあるので、分割食や栄養補助食品の利用も考慮する。

食事基準	エネルギー：標準体重×25〜30kcal/日
	炭水化物：エネルギー比率60%
	タンパク質：エネルギー比率15〜20%
	脂質：エネルギー比率20〜25%
	塩分：6g/日未満、重症ではより厳格な制限を検討
	水分：重症の場合は心機能に見合った制限が必要

(佐藤敦子)

栄養管理のポイント

» 心不全では急性期から安定期に至るまで、水分と塩分の調整が最も重要である。とくに急性期では、心機能と尿量に見合った水分の制限が優先される。

» 高齢者では、過度の塩分制限が食欲を低下させ栄養不良を招く場合があることから、塩分摂取可能範囲で調理法などを工夫し、食事摂取量が低下しないようにする。

4
疾患別の栄養管理

鉄欠乏性貧血 (IDA)
iron deficiency anemia

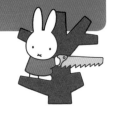

 疾患の定義と病態

» 鉄欠乏性貧血は、体内でヘモグロビン (Hb) の合成に不可欠な鉄が不足することで、十分に赤血球をつくれなくなる疾患。鉄欠乏性貧血の場合、平均赤血球容積 (MCV) が 80fL 以下の低色素小球性で、血液検査では男性 Hb13.0g/dL 未満、女性 Hb12.0g/dL 未満、血清鉄低値、総鉄結合能 (TIBC) 高値、血清フェリチン低値を示す。

» 鉄欠乏の原因として、①偏食や摂食障害、消化管術後などによる食事からの鉄分の摂取不足、②胃切除などにより胃酸の分泌低下や消化管機能の低下、鉄吸収能の低下、③妊娠や発育成長などによる鉄需要の増大、④出血、月経などによる鉄排泄の増加などが挙げられる。

» 症状として息切れ、頭痛、易疲労感、動悸、顔面蒼白のほかに舌炎、食道粘膜萎縮による嚥下障害がみられ、爪はスプーン状に変形する。

 栄養療法の方針

» 食生活状況の調査を行い、問題点の把握・分析・評価をし、食生活の改善を行い再発を防止する。具体的には次の通り。
①食事摂取基準に準じてエネルギー、タンパク質、ビタミン、鉄分をバランスよく摂取する。

②鉄分は吸収効率のよいヘム鉄を中心に摂取する。

③鉄分の吸収を高めるビタミンＣを一緒に摂取する。

 栄養補給の方法

» 通常の場合には経口摂取で行うが、摂取量が十分に満たされない場合には、経腸栄養や経静脈栄養を行う。重篤な貧血で生命に危険を及ぼす場合には輸血が必要となる。

» 栄養状態を改善させるには、十分なエネルギー・タンパク質の摂取のほかに、鉄分を多く含む食品を摂る。

» 食品に含まれる鉄分には、肉のレバーや貝類、魚の血合い部位など動物性食品に多く含まれるヘム鉄と、ホウレンソウなどの緑黄色野菜、海草、種実などに多く含まれる非ヘム鉄がある。ヘム鉄は非ヘム鉄に比べると鉄の吸収率が高く、ヘム鉄は10〜30％、非ヘム鉄は数％の吸収率である。

» 非ヘム鉄を摂取する場合は、ビタミンＣを同時に摂取することで鉄の吸収率を上昇させることができる。ビタミンＣの摂取に野菜からの摂取量を極端に多くすると食物繊維が多くなり、鉄の吸収を妨げることもあるので注意が必要。

» 鉄分の摂取量が不十分な場合には、特定保健用食品や鉄強化食品の使用も有効である。

(水野文夫)

 栄養管理のポイント

» 貧血は短期間では改善されにくいので、鉄分を多く含む食品を意識してメニューに組み込み、偏食・欠食の是正、バランスのとれた食事を摂ることを栄養教育することが重要。

4

疾患別の栄養管理

巨赤芽球性貧血
megaloblastic anemia

 疾患の定義と病態

» 巨赤芽球性貧血とは、DNA合成異常により赤芽球の成熟が障害され、正常な赤血球が生成できないために起こる貧血である。

» 細胞が増えるためには細胞分裂が繰り返される必要がある。その際にビタミンB_{12}と葉酸が必要だが、不足すると細胞分裂が行われないために骨髄中の赤芽球が大きくなり、赤血球になる前に壊れる。

» 巨赤芽球性貧血は平均赤血球容積（MCV）が100fL以上の大球性正色素性貧血を呈する病態で、赤血球、白血球、血小板は低下する。

» ビタミンB_{12}の欠乏の原因として、①極端な菜食主義などによる摂取不足、②萎縮性胃炎や胃全摘出した場合、小腸切除、クローン病などの小腸疾患による吸収障害、③妊娠、がんなどの悪性腫瘍などによる需要量の増大、④肝疾患、先天的なビタミンB_{12}代謝障害などによる利用障害など、多岐にわたる。

» 葉酸の欠乏の原因として、①アルコール中毒、偏食などによる摂取不足、②吸収不良症候群や空腸切除による吸収障害、③妊娠、甲状腺機能亢進症、がんなどの悪性腫瘍による需要量の増大、④先天性酵素欠損症などによる利用障害、

⑤透析やうっ血性心不全などによる過剰喪失、⑥葉酸拮抗薬やある種の抗がん剤などの薬剤投与が挙げられる。

» 症状として食欲不振、舌炎、口内炎、動悸、息切れ、易疲労感（ひろう）、倦怠感（けんたい）、呼吸苦、頭痛感、顔面蒼白、舌のぴりぴり感、脚の感覚喪失感、記憶障害などをともなうことが多い。

栄養療法の方針 ....

» 食生活状況調査を行い、栄養素の過不足はないか、どこに問題点があるか実態を把握・分析・評価し、食生活の改善を行い、再発予防をする。具体的には次の通り。

①食事摂取基準に準じてエネルギー、タンパク質、ビタミン、鉄分をバランスよく摂取する。

②ビタミンB_{12}欠乏症ではビタミンB_{12}を多く含む食品を、葉酸欠乏症では葉酸を多く含む食品を摂取する。

③アルコール中毒者には禁酒、極端な偏食者には食生活の見直しを行うことで改善が期待できる。

栄養補給の方法 ....

» 治療として投与する場合には、ビタミンB_{12}は筋肉注射で補給するほうが効率はよい。葉酸は内服薬で補給する。

» ビタミンB_{12}はレバー、貝類など動物性食品に多く含まれ、葉酸はレバー、緑黄色野菜、果物などに多く含まれる。葉酸は加熱により酸化されやすく、水に流失されやすいため調理に際しては十分な注意が必要である。

» 経口的に摂取できない場合や経口摂取だけでは摂取量が不十分な場合には、経腸栄養法を併用する。

(水野文夫)

甲状腺機能亢進症
hyperthyroidism

疾患の定義と病態

» 甲状腺は、甲状腺ホルモンを合成・分泌する器官である。甲状腺ホルモンにはヨウ素を4個もつT_4と3個もつT_3があり、身体の成長、発育や新陳代謝の維持、精神活動にも重要な役割を果たしている。

» 甲状腺機能亢進症は、甲状腺ホルモンの産生・分泌の亢進状態であり、甲状腺が肥大することが多い。新陳代謝が亢進するため、体重減少、多汗、体温上昇、手の振戦、神経過敏、不眠症、下痢などの症状をきたす。

» 甲状腺ホルモンは心血管機能に作用するため、収縮期血圧の上昇および拡張期血圧の低下、心拍数の増加、動悸、息切れ、不整脈を起こし、狭心症や心不全を生じることがある。

栄養療法の方針

» 代謝機能が亢進する消耗性の疾患であるため、不足となるエネルギー量や栄養素を十分に補給するが、治療にともない基礎代謝が低下すれば通常の栄養量でよい。

» エネルギー量は標準体重当たり35〜40kcal/kg程度とする。

» タンパク質は異化傾向にあるため、標準体重当たり1.2〜1.5g/kg程度とする。

» ビタミンやミネラルは十分に補給し、とくにビタミンAや

水溶性のビタミンB₁、B₂、B₆、B₁₂、C、カルシウムや亜鉛の摂取を心がける。

» 体温上昇や発汗、下痢にともない、脱水をきたさないよう十分な水分補給を心がける。

栄養補給の方法

経口栄養

» 過食にともなう高血糖や下痢には、注意しなければならない。

» 消化のよい食事内容とし、脂質の多い食品や揚げ物などの調理法は控える。

» ヨウ素の制限はとくに必要ないが、昆布にとくに多く含まれており（100g当たり210,000～240,000μg）、過剰摂取防止には昆布だしや昆布粉末入りの調味料に注意が必要である。

» 香辛料、コーヒーやアルコールなどの刺激物は、代謝を亢進させるおそれがあるので控える。

経静脈栄養および経腸栄養

» 経口摂取量が十分なら、原則として必要ない。

(北山冨士子)

栄養管理のポイント

» 「日本人の食事摂取基準（2020年版）」では、ヨウ素の1日摂取推奨量は成人で130μg/日、耐容上限量は3,000μg/日とされている。

» 高齢者では意欲低下から食欲不振になる場合があり、嗜好を尊重する必要があるが、必要栄養量の確保のためには、経腸栄養製品や栄養強化ゼリーなどを利用する。

甲状腺機能低下症

hypothyroidism

疾患の定義と病態

» 甲状腺機能低下症は、甲状腺ホルモンの産生・分泌低下状態であり、多くは慢性甲状腺炎（橋本病）である。

» 新陳代謝が低下するため、浮腫、体重増加、徐脈、心筋収縮および拡張時間の延長、低体温、皮膚の乾燥、便秘、食欲低下、無気力などの症状をきたす。

» 症状が徐々に進行するため、高齢者ではうつ状態や認知症と間違えられやすい徴候を示すことがある。

» 二次性の高コレステロール血症による虚血性心疾患（狭心症、心筋梗塞）や貧血を生じることがある。

» 重度になると心嚢水の貯留や心不全を生じる。

栄養療法の方針

» 肥満、脂質異常症、貧血などの合併症がある場合は、その食事療法に準ずる。

» エネルギー量は標準体重当たり 25〜30kcal とし、標準体重の維持を目標とする。

» コレステロール値が高い場合は、1 日のコレステロール摂取を 300mg 以下とする。

» ヨウ素を制限する必要はないが、過剰摂取は機能低下を起こすおそれがあるので注意する。

» 便秘改善のため、適度な食物繊維や水分摂取が必要である。

 栄養補給の方法 ···

🍒 経口栄養

» 3食とも、主食、主菜、副菜をそろえたバランスのよい食事内容にする。

» コレステロールを多く含む食品（卵、レバーやホルモンなどの内臓物など）や飽和脂肪酸の多い食品（肉の脂身、生クリーム、バター、ポテトチップス、チョコレートなど）は控える。

» コーヒーやアルコールなどの刺激物は控える。

» 食欲低下、無気力により必要栄養量が充足できない場合には、経腸栄養製品や栄養強化ゼリーなどを食事に取り入れる。

🍒 経静脈栄養および経腸栄養

» 経口摂取量が十分なら、原則として必要ない。

(北山冨士子)

4

疾患別の栄養管理

 栄養管理のポイント

» 食生活の内容を調査し、ヨウ素の摂取量を把握することが必要である。

» 食品のなかには、甲状腺へのヨウ素蓄積を阻害するゴイドロゲン（甲状腺腫誘発物質）と呼ばれる化学物質を含むものがある。通常の摂取では問題ないが、大量の過剰摂取は控えることが望ましい。

» ゴイドロゲンを多く含む食品は、菜の花、芽キャベツ、キャベツ、かぶ、カリフラワー、ブロッコリー、小松菜など。

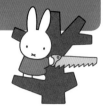

脳血管障害（CVD）
cerebral vascular disorder

🦆 疾患の定義と病態

» 脳血管障害（CVD）の代表的な疾患として、脳梗塞、脳出血、くも膜下出血があり、脳血管と血流の異常による出血、塞栓による虚血により発症する。

» 脳梗塞、脳出血の最大の要因は動脈硬化によるもので、加齢、高血圧、糖尿病、脂質異常症、喫煙などが深く関与している。くも膜下出血の原因となる動脈瘤形成機序はいまだ不明点も多い。

» 開頭手術後は、脳血管攣縮（のうけっかんれんしゅく）や急性水頭症など多くの合併症をきたし、治療に難渋することも多い。いずれも発症すると、脳浮腫や脳神経の障害が進行し、意識障害や片麻痺などの神経障害を引き起こし、経口摂取に支障をきたす。

🦆 栄養療法の方針

» CVD発症後の急性期（発症後、約1週間の時期）では、脳浮腫とそれらにともなう呼吸や循環動態が不安定なため、経静脈栄養を第一選択とするが、可能であれば経鼻胃管による経腸栄養へ移行する。

» 急性期を離脱した後、神経症状が安定し始める亜急性期（約1週間〜1カ月後）は、意識障害と神経症状の程度によって投与経路が異なる。軽症であれば嚥下（えんげ）機能を評価した後に経口

摂取を開始するが、経口摂取が困難な場合は、経腸栄養または経静脈栄養にて必要栄養量を確保する。

» 慢性期（発症後1カ月以降）では、意識障害ならびに嚥下障害が遷延した場合、長期間の経腸栄養が必要となる。1カ月以上の長期にわたって経腸栄養が必要な症例では、経鼻胃管よりも胃瘻造設での管理が一般的となる。

栄養補給の方法

超急性期（発症後3〜4日）

» 原疾患（脳保護）の治療を優先とし、糖・電解質輸液を中心とした経静脈栄養を第一選択とする。

» 循環動態および代謝動態（高血糖など）が不安定な時期であるため、必要エネルギー量をすべて投与すると、過剰投与になる可能性が高い。推定基礎代謝量の30〜50％程度のエネルギー投与量で経過観察する。

急性期（発症約4〜7日）

» 呼吸、循環、代謝動態が安定してきたら、徐々に（1〜2日おき）栄養投与量を推定基礎代謝量まで上げていく。

» できるだけ経腸栄養を行うことが望ましいので、経鼻胃管による経腸栄養の開始を試みる。この際、経腸栄養ポンプで20mL/時から開始する。

» 胃不全麻痺により胃内容物が停滞し、逆流による肺炎を起こすことに十分留意しなければならない。経腸栄養投与開始前に胃内容物のシリンジによる吸引や口腔および気管内からの吸引物を十分に観察し、バイタルサイン、胸部単純X線写真などとあわせて総合的に判断し、誤嚥が疑われた

ら経腸栄養を一時休止とするか、経鼻チューブ先端を幽門
後留置ならびに消化管運動促進薬の投与などを検討する。

» 軽症であれば、嚥下(えんげ)機能を評価し、経口摂取への準備(間接
的訓練)または経口摂取を開始する。

🍒 慢性期

» 経口摂取への移行が目標となるが、意識障害や神経障害が
遷延している場合は、経腸栄養(もしくは経静脈栄養)管理と
なる。経腸栄養管理が長期化(1ヵ月以上)する場合は、経鼻チ
ューブから胃瘻への変更を検討する。

» 嚥下機能評価として、嚥下造影検査(VF検査)が望ましいが、
ベッドサイドで簡便に行える、反復唾液飲みテスト、改訂
水飲みテストも有用である。

» 経口摂取開始の目安として、全身状態安定、意識障害の程
度(JCS1桁以上)、食物認知が可能、舌と喉頭運動機能低下を
認めない、嚥下反射を認める、咳ができるなどが挙げられる。

» 治療の側面から、気管内挿管後の抜管や気管切開後は、器
質的な通過障害をきたす可能性があるため注意する。

» 食物を用いない間接訓練や食物を用いる直接訓練を行いな
がら、嚥下リハビリを継続する。

» 経口食はゼリー状のものからペースト、とろみ、刻みなど食
形態を段階的に上げていく。

» 経口摂取量が十分でなければ、経腸栄養と併用した管理が
必要となる。

(西井大輔)

慢性神経疾患
chronic neurological disease

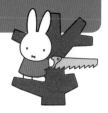

疾患の定義と病態

» おもな慢性神経変性疾患として、パーキンソン病、多発性硬化症(MS)、筋萎縮性側索硬化症(ALS)などが挙げられる。

» パーキンソン病は振戦、固縮、寡動などの症状がみられ、病状の進行により嚥下障害、消化管運動機能低下、うつ状態、認知障害がみられる。

» MSは中枢神経系の自己免疫性神経変性疾患であるが、いまだ原因は明らかになっていない。症状としては、運動能力の低下、振戦、認知障害、うつ、嚥下障害などがみられる。

» ALSは障害された運動ニューロン支配下の筋肉の障害と萎縮をもたらし、病状の進行により四肢体幹の筋力低下、呼吸不全、嚥下障害をもたらす。

栄養療法の方針

» 病状の進行により、身体機能障害、精神症状不安定、認知症による食事摂取意欲の低下や拒食、疾患ならびに治療薬使用による胃腸障害(悪心・嘔吐、食欲低下、胃排泄遅延、便秘)などを生じやすく、これらの要因が複合的にからみ、低栄養のリスクを有する患者は多い。また、高率に嚥下障害を生じるために、その診断と対応が必要となる。

» 嚥下障害が進行すると食事だけでは必要栄養量の確保が困

難となるため、胃瘻造設を行い、経腸栄養を併用する。

» 誤嚥を繰り返す患者は窒息の危険を避けるため、経腸栄養管理に移行する。消化管の通過障害や重症の胃食道逆流が認められる場合は、栄養チューブの先端を幽門後留置にて対応するか、中心静脈栄養にて必要栄養量を確保する。

» 慢性神経変性疾患の患者では、一般的に日常生活活動は減少するが、嚥下（えんげ）障害による誤嚥性肺炎併発、パーキンソン病による不随意運動の出現、ALSでは呼吸筋萎縮による努力呼吸によるエネルギー必要量の増大を考慮する必要がある。よって、患者個々の定期的な栄養モニタリングを行うことが重要である。

栄養補給の方法

» 栄養補給ルートは、残存する嚥下機能による。経口栄養では、認知期（食物認識、理解度など）、口腔期（咀嚼能力、食物残渣の有無など）、咽頭期（むせ、食後の声質変化など）それぞれの残存機能の評価を行い、普通食、刻み、とろみ、ムース、ペーストあるいはゼリーといった食形態への配慮が必要である。

» 嚥下反射の遅れている場合は、水分にとろみをつけて咽頭通過を遅らせる必要がある。また、離水しやすい食物（果物など）、口腔内でばらつきまとまりにくい食品（かまぼこなど）、水分が少ない食品（パンなど）、粘りの強い食品（餅など）や付着しやすい食品（のりなど）は、むせやすい食品である。

» 神経難病患者では、咳嗽反射（がいそうはんしゃ）が起こりづらく、咳嗽力が弱いために注意が必要である。

» 嚥下評価においてはできる限り、嚥下造影検査（VF検査）の

施行が望ましい。誤嚥を繰り返す患者においては経腸栄養主体の管理となる。一般的に長期間の管理となるため、経鼻胃管よりも内視鏡的胃瘻造設術 (PEG) が望ましい。

» 神経難病ならびに長期間の臥位では、胃噴門部の下部食道括約筋群の脆弱、His角 (食道と胃の角度) の鈍化などにより胃内容物が逆流を起こすことも多い。こうした患者には、気管切開術の施行とともに、PEGを通してチューブの先端を空腸まで進め、逆流を防止するか半固形化栄養剤を用いる。

» 高度な側弯 (そくわん) にともなう消化管の通過障害、消化管運動の低下やそれにともなう胃食道逆流などを併発している場合には、経腸栄養が困難となるため、長期留置型の完全皮下植え込み型カテーテル (ポート) を留置し、中心静脈栄養管理が望ましい。

(西井大輔)

栄養管理のポイント

» 身体機能低下や不随意運動は、食事摂取量低下の一因となる。十分な食事時間の確保とともに、適切なボリューム (コンパクトな食事量) や形態 (大きさなど) での食事提供が必要となる。栄養補助食品を活用し、おやつなどによる食事時間の自由化なども検討する。

» 消化管運動機能低下による、食欲不振、胃食道逆流、便秘が生じやすい。食物繊維、胃腸機能調整薬、下剤などで排便コントロールを適切にする。

» 食事摂取量の低下や嚥下障害による体重減少が明らかであれば、経腸栄養の併用ないし主体とした管理に移行する。

代謝性疾患

肥満症
obesity

疾患の定義と病態

- » 肥満症とは肥満（脂肪組織に脂肪が過剰に蓄積した状態で、BMI ≧ 25の もの）に起因ないし関連する健康障害を合併するか、その合 併が予測される場合のもの、または内臓脂肪蓄積があり、 医学的に減量を必要とする病態をいい、疾患単位として取 り扱う。
- » 内臓脂肪蓄積以外に肝臓、骨格筋、心血管系に異所性脂肪 が蓄積する。
- » BMI ≧ 35 を高度肥満と定義する。

栄養療法の方針

- » 摂取エネルギー量の制限により、体重を減らし内臓脂肪量 を減少させることで、肥満にともなう種々の健康障害を改 善させ、ひいては動脈硬化性疾患の予防を目指す。
- » 食事療法と運動療法（HDL-C、血中インスリン、血圧の改善）が基本 となる。

総エネルギー量（減量を目的）

- » 25kg/m^2 ≦ BMI < 35kg/m^2 の場合：摂取エネルギー量＝ 25kcal/kg ×標準体重 / 日以下（標準体重 (kg)＝身長 (m)^2 × 22）
- » BMI ≧ 35kg/m^2 の場合：摂取エネルギー量＝ 20〜25kcal/ kg ×標準体重 / 日以下

🍤 各栄養素の構成

- » 糖質：50〜60％エネルギー（単純糖質の摂取は制限が望ましい）
- » タンパク質：15〜20％エネルギー（必須アミノ酸供給のために動物性タンパクを中心とする）
- » 脂質：20〜25％エネルギー（飽和脂肪酸は総エネルギーの7％を超えない）
- » ビタミン・ミネラル：十分な摂取が必要であり、フォーミュラー食の併用が有用である。
- » 食物繊維：20g/日以上

🍤 減量目標

- » 25kg/m² ≦ BMI＜35kg/m2の場合：現体重から3〜6ヵ月で3％以上の減少を目指す。
- » BMI ≧ 35kg/m²の場合：病態に応じて現体重から5〜10％の減少を目指す。　　　　　　（「肥満症診療ガイドライン2016」より）

🦆 栄養補給の方法

🍤 経口栄養

- » 減食療法は1,200〜1,800 kcal/日。
- » 低エネルギー療法は600〜1,000kcal/日。
- » 超低エネルギー療法（VLCD）は200〜600kcal/日。
- » 良質タンパク質、糖質、必須脂肪酸、ビタミン、微量元素、水分量の確保が必要。

🍤 経腸栄養

- » 極度の肥満患者に経皮内視鏡的胃瘻造設術（PEG）の施行は、大きな危険をともなうため禁忌とされている。
- » 重症患者では、n-3系多価不飽和脂肪酸を増加させた免疫

増強栄養剤を投与する。

» 経腸栄養剤は、1,500〜2,000kcalで1日必要量のビタミンを投与できるものが多いため、低エネルギー設定時はビタミン欠乏にならないようモニタリングする必要がある。

🍇 経静脈栄養

» 低栄養の場合、目標投与量の60%前後から開始し、血糖値、トリグリセリドにより熱源の利用度を、RTPにより内臓タンパクの合成速度をそれぞれ評価し、栄養投与量を増減させていく。

» BMIが高いほど術後感染合併症の発症率が高いので注意。

» 肥満患者の必要エネルギーは、過剰栄養予防のため理想体重や補正体重 [**(実測体重)×0.25＋(理想体重)**] を用いる。

（安井洋子）

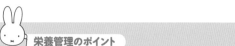

栄養管理のポイント

» 加齢とともに増えるサルコペニア肥満では、十分なタンパク質の摂取が必要とされるが、重度の腎障害では注意する。

» 早食いはエネルギー摂取量の過多、脂肪蓄積を促す可能性があるので、ゆっくりよく噛む。

» 血糖管理とリバウンドに注意する。

» 糖尿病がなくても血糖測定を行い、インスリン量を調節する。

» 夜遅い時間の食事の摂取は体重増加、内臓脂肪蓄積などに傾きやすいので注意する。

» 体重計測は起床直後・朝食直後・夕食直後・就寝直前の4回実施し記録させ、グラフ化する。

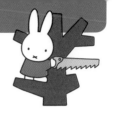

糖尿病
diabetes mellitus

疾患の定義と病態

» 糖尿病はインスリン作用不足による慢性の高血糖状態を主徴とする代謝性疾患であり、あらゆる慢性疾患の基盤病態となる。細小血管合併症（網膜症、腎症、神経障害）および動脈硬化性疾患（冠動脈疾患、脳血管疾患、末梢動脈疾患）を生じ、QOLや日常生活動作低下の原因となるだけでなく、生命予後にも影響を与える。高血糖の代謝状態では口渇・多飲・多尿・体重減少がみられる。

栄養療法の方針

» 食事療法の目的は、インスリン作用不足を改善し、体重、血糖、血圧、血清脂質の管理を通して合併症を抑制することである。
» 患者の合併症、年齢、生活習慣や食嗜好に応じた柔軟な対応が必要である。

総エネルギー量の目安

» 目標体重や摂取エネルギー量は年齢、病態、身体活動量などにより異なることを考慮し、個別化を図る。

総エネルギー摂取量 (kcal/日)

＝目標体重 (kg)*×エネルギー係数 (kcal/kg)

＊原則として年齢を考慮した目標体重を用いる。

4

疾患別の栄養管理

目標体重（kg）の目安	65歳未満：身長 (m)^2 × 22
	65〜74歳：身長 (m)^2 × 22〜25
	75歳以上：身長 (m)^2 × 22〜25*
エネルギー係数 （kcal/kg）	軽い労作：25〜30
	普通の労作：30〜35
	重い労作：35〜

（「糖尿病診療ガイドライン2019」より）

*75歳以上では現体重に基づき、フレイル（基本的）ADL低下、併存症、体組成、身長の短縮、摂食状況や代謝状態の評価を踏まえ、適宜判断する。

各栄養素の構成

» 患者の身体活動量、併発症の状態、年齢、嗜好性などに応じて適宜柔軟に対処する。

炭水化物	50〜60％エネルギーで果物（果糖）は100g/日以内とする。ただし、ショ糖を含んだ甘味、ジュースは控える。
タンパク質	20％エネルギー以下。高齢者で重度の腎機能障害がない場合、1.0〜1.2g/kg体重/日が推奨される。
脂質	20〜30％エネルギーで25％エネルギーを上回る場合は、飽和脂肪酸を減らし多価不飽和脂肪酸を増やす。
ビタミン・ミネラル	日本人の食事摂取基準に準拠する。

摂取基準および制限

» アルコールは、上限として25g/日程度を目安とする。

» 食物繊維は、20g/日以上。

» 食塩摂取量は、男性7.5g/日、女性6.5g/日未満、高血圧合併の場合6.0g/日未満とする。

» タンパク質は、腎障害のある場合は0.8〜1.0g/kg。

栄養補給の方法

経口栄養

» 食品交換表は、栄養バランスのとれた食事が容易となる。

» カーボカウントは糖質量・栄養バランスの両方が大切である。

» 食事をする際は、野菜から先に食べ、ゆっくりとよく噛む。

🧄 経腸栄養

» 低炭水化物・高一価不飽和脂肪酸の経腸栄養剤を使用することで血糖反応が改善される。

» エネルギー比率で脂質含有量が高い製剤は持続投与する。

» パラチノースや分岐鎖デキストリンなどを含む製剤は、間欠投与が効果的である。糖質がデキストリンの場合、αグルコシダーゼ阻害剤服用中患者は服用時間に注意する。

🧄 経静脈栄養

» 経静脈栄養時の血糖上昇抑制にはグルコース注入速度を5mg/kg/分以下にし、血糖管理（150mg/dL未満）する。

» 耐糖能低下患者は高血糖となる危険性があるので、徐々にカロリーアップする。

» 適宜血糖、尿量および尿糖をモニタリングする。

（安井洋子）

栄養管理のポイント

» 規則的に三食を摂ることが糖尿病の予防に有効である。

» 低血糖症状をともなう80mg/dL以下、あるいは70mg/dL以下の血糖値で意識障害をともなわない場合、ブドウ糖10gを経口摂取する。経口摂取不可能なら50%グルコースを20mL静注する。15分安静にして血糖再検し、80mg/dLとなるまでブドウ糖の投与を繰り返す。

» 低血糖時の輸液の糖質は、ブドウ糖以外は不適切である。

» アルコールは糖新生を抑制させ、低血糖を発生させる。

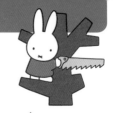

代謝性疾患

脂質異常症
dyslipidemia

🦆 疾患の定義と病態

» 脂質異常症は脳卒中や冠動脈疾患など動脈硬化性疾患の危険因子であり、自覚症状がほとんどないことが多い。

» 多様な遺伝素因、食習慣の欧米化、運動不足などを原因とし、LDLコレステロールやトリグリセリドの上昇、HDLコレステロールの低下をきたし、動脈硬化を促進させる。

🦆 栄養療法の方針

» 適正体重を維持し、適正なエネルギー摂取量のもとで脂質エネルギー比率を制限する。

» 飽和脂肪酸を減らし、不飽和脂肪酸に置換するなど脂質の量と質が重要となる。

🍒 総エネルギー量

» それぞれの病態により、適正な総エネルギー摂取量とする。

» 総エネルギー摂取量 (kcal/日) ＝標準体重 (kg)×身体活動量*

*身体活動量 軽い労作：25~30、普通の労作：30~35、重い労作：35~

(標準体重＝身長 (m)²×22、肥満の場合は3%の体重減少を目標とする)

(動脈硬化性疾患予防ガイドライン2017年、脂質異常症診療ガイドライン2018年)

🍒 各栄養素の構成

» 炭水化物：50〜60％エネルギー

» 脂質：20〜25％エネルギー(飽和脂肪酸エネルギー比率は4.5％以上7

%未満)

🍒 摂取基準および制限

» コレステロールは200mg/日未満に抑える。
» トランス脂肪酸は摂取を抑え、n-3系多価不飽和脂肪酸の摂取を増やす。
» 食物繊維は増やす。25g/日以上が目安。
» アルコールは25g/日以下に抑える。
» 食塩は6g/日未満を目標とする。
» ショ糖（砂糖）、ブドウ糖、果糖の過剰摂取に注意する。

栄養補給の方法

🍒 経口栄養

» 朝食、昼食、夕食を規則的にとり、腹八分目で、よく噛む。
» まとめ食い、ながら食いは避け、就寝前2時間は摂取しない。
» 大豆、魚、野菜、海藻、きのこ、果物を取り合わせ、雑穀や未精製穀類をとる。

🍒 経腸栄養

» ワルファリン投与中は栄養剤のビタミンK量に注意し、抗凝固試験を定期的に実施するとよい。

🍒 経静脈栄養

» 脂肪乳剤の投与を受けている患者では高トリグリセリド血症（TG値1,000mg/dL以上）を起こす場合があり、同時に膵炎の発症、肺機能障害をきたすことがある。TG値が400mg/dLを超える膵炎患者に対しては投与を控える。
» 脂肪乳剤は必ず0.1g/kg/時以下の速度で投与する。20%脂肪乳剤の場合は、投与速度を25mL/時以下に維持する。

（安井洋子）

代謝性疾患

高尿酸血症
hyperuricemia

疾患の定義と病態

» 尿酸塩沈着症（痛風関節炎、腎障害など）の病因であり、血清尿酸値が7.0mg/dLを超えるもので、性・年齢に差はない。

» 病型には「尿酸産生過剰型」「尿酸排泄低下型」「混合型」があり、分類には尿酸クリアランスおよびクレアチニン・クリアランスの測定を行う。

» 尿路結石もみられ、尿量低下や尿が酸性に傾くなど血清尿酸値が高いほど、尿路結石ができやすい。関節内に析出した尿酸塩が起こす結晶誘発性関節炎を痛風という。

栄養療法の方針

» 高尿酸血症の発症や予後に関係する肥満、高血圧、糖・脂質代謝異常などに対する、過食、高プリン体・高脂肪・高タンパク食嗜好、常習飲酒、運動不足などの生活習慣の改善。

総エネルギー量

» エネルギー摂取量＝標準体重(kg)×25～30kcal

（標準体重＝身長(m)^2×22、肥満の場合はウエスト周囲径の約5%減を目標に）

各栄養素の構成

» 炭水化物（4kcal/g）は、50～60%（エネルギー比率）。

» タンパク質（4kcal/g）は15～20%（エネルギー比率）でもよいが、1.01/kg/日で動物性タンパク/植物性タンパク比＝1が望

ましい。

» 脂質 (9kcal/g) は、20〜25% (エネルギー比率)。

🍒 摂取基準および制限

» プリン体は400mg/日以下。飲酒、ショ糖・果糖を制限。
» 尿路結石防止のため飲水し、尿量2,000mL/日以上にする。

🦆 栄養補給の方法

🍒 経口栄養

» 高プリン体食品 (レバー、肉類、魚の干物、大豆など) を制限する。
» 飲酒制限をする。日本酒1合/日、ビール500mL/日、ウイスキー60mL/日のいずれか。
» ショ糖・果糖の摂取量は血清尿酸値を上昇させ、果糖の過剰摂取量は尿路結石を促進させるため制限する。

🍒 経腸栄養

» 経腸栄養剤中のプリン体含有量は明らかとなっていないが、総エネルギー量を適切にすれば問題はない。

🍒 経静脈栄養

» アミノ酸製剤の点滴で、尿酸の腎臓での再吸収が抑制され、血清尿酸値がむしろ低下することがみられる。

(安井洋子)

栄養管理のポイント

» 過度の食事療法による急激な体重減量によって、血清尿酸値が一時的に上昇する場合もある。また、強い負荷の運動は血清尿酸値を上昇させ痛風発作を誘発するリスクをともなうので注意する。

母子栄養性疾患

妊娠高血圧症候群

（HDP）

hypertensive disorders of pregnancy

疾患の定義と病態

» 妊娠高血圧症候群（HDP）とは、妊娠中に高血圧（血圧140mmHg /90mmHg以上）を発症したものをいう。妊娠20週以降に高血圧となった場合を妊娠高血圧症、妊娠前もしくは妊娠20週までに高血圧が認められる場合を高血圧合併妊娠、妊娠20週以降に高血圧とタンパク尿を認める場合は妊娠高血圧腎症、高血圧が妊娠前あるいは妊娠20週までに存在し、妊娠20週以降にタンパク尿などをともなう場合を加重型妊娠高血圧腎症と分類される。

» HDPの発症危険因子として、初産婦、HDPや子癇の家族歴を有する妊婦、高齢妊婦、若年妊婦、肥満妊婦、多胎妊娠、および糖尿病、本態性高血圧、慢性腎炎合併妊娠などが報告されている。

栄養療法の方針

» 適切なエネルギー摂取により肥満を防止する。

非妊娠時BMI＜24　理想体重（kg）×30Kcal＋200Kcal/日

非妊娠時BMI＞24　理想体重（kg）×30Kcal/日

» 過度の体重抑制は、低栄養に起因する胎児発育遅延（FGR： fetal growth restriction）の原因となる。

» HDP予防には適切な体重増加が勧められる。

非妊娠時 BMI ＜ 18	10〜12kg 増
非妊娠時 BMI18〜24	7〜10kg 増
非妊娠時 BMI ＞ 24	5〜7kg 増

» タンパク質摂取は、理想体重（kg）× 1.0g/ 日。極端な高タンパク食は行わない。

» 塩分制限は、7〜8g/ 日程度。

» 急激な塩分制限は循環血液量の減少をきたし、血液濃縮を助長する可能性があるため、極端な塩分制限は勧めない。

» 原則として、水分制限は行わない。

» 1 日尿量 500ml 以下や肺水腫がみられる場合のみ、前日尿量＋ 500mL/ 日に制限する。

栄養補給の方法

» 1 日 3 回の食事で十分な摂取量が得られない場合は、間食で補う（少量頻回食）。

» 体重増加が著明な場合、1 日 1,600Kcal を下限に摂取エネルギー制限をするが、母体の体重変化と胎児の生育状態を観察し、摂取エネルギー量の適否の目安とする。

» 塩分制限は食欲不振を招きやすいので、無理のない範囲でできる方法を選択する。

（鳥井隆志）

栄養管理のポイント

» エネルギー制限を行う際は、母体の体重変化と尿中ケトン体を定期的にモニタリングし、異化亢進によるケトーシスに注意する。

新生児・未熟児
newborn infant・premature baby

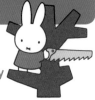

 新生児・未熟児の定義 ･････････････････

●出生体重による分類

出生体重2,500g未満の新生児	低出生体重児
出生体重1,500g未満の新生児	極低出生体重児
出生体重1,000g未満の新生児	超低出生体重児

●在胎週数による分類

在胎22週以上37週未満で出生した児	早産児
在胎37週以上42週未満で出生した児	正期産児
在胎42週以後で出生した児	過期産児

●出生体重と在胎週数の組み合わせによる分類

出生体重が在胎週数別基準値の10～90パーセンタイル	AFD児 (appropriate for dates infant)
出生体重が10パーセンタイル未満かつ身長も基準値の10パーセンタイルを下回る	SFD児 (small for dates infant)
出生体重が90パーセンタイルを超える	LFD児 (large for dates infant)

 低出生体重児の栄養学的特徴 ･･････････････

» 吸啜・嚥下運動が未熟 (経口哺乳困難)。
   <ruby>吸啜<rt>きゅうてつ</rt></ruby> <ruby>嚥下<rt>えんげ</rt></ruby>

» 食道・胃の運動機能が未熟 (逆流、胃内残乳、誤嚥)。

» 胃容量が少ない (腹部膨満、嘔吐、誤嚥)。

» 出生時の栄養素の体内備蓄量が少ない。

栄養補給の方法 ･･････････････････････････

» 在胎週数が34週以前の低出生体重児では吸啜運動と嚥下

運動の協調性が不十分で経口哺乳が困難なため、経腸栄養が必要である。必要に応じて経静脈栄養を併用する。

» 全身状態が安定し、吸啜反射がみられたら、在胎35週相当の体重1,800g前後で経口哺乳へ移行する。

» 可能な限り母乳栄養とする。低出生体重児の母親の乳汁は、満期産児の母親の乳汁よりもタンパク質、ミネラル、抗菌性物質が多く低出生児に適した組成となっているが、分娩後4週間を過ぎるとその濃度は低下する。

» 効率的に栄養を補給する目的で、低出生体重児用調製粉乳や母乳強化粉末（HMS-1、HMS-2）、中鎖脂肪酸（エネルギー補給）を利用（母乳と併用）する場合もある。

(鳥井隆志)

栄養管理のポイント

» 低出生体重児の栄養管理の目標は、子宮外発育不全（EUGR：extra uterine growth restriction）を回避することにある。

» EUGRを回避する目的で、極低出生体重児には出生直後から経静脈栄養を併用する（early aggressive nutrition）。

» 栄養摂取量としては少量であっても、乳汁を用いて経腸栄養を行う（minimal enteral feeding）。

極低出生体重児の栄養管理例

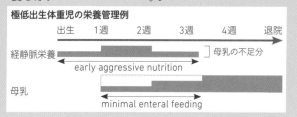

母子栄養性疾患

先天性代謝異常症
inborn errors of metabolism

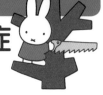

疾患の定義と病態

» 特定の遺伝子に先天的な変異があり、その遺伝子によって
つくられるタンパク質(酵素)に異常を生じ、通常とは異なる
物質代謝が行われてさまざまな症状を呈する疾患。

» 体内酵素の障害によって産生される異常物質が蓄積されて
起こる場合と、代謝に必要な酵素の欠損・障害により、生
体に必要な物質が産生されず、欠乏する場合がある。

栄養療法の方針

» 障害されている酵素の基質となっている物質を制限する。
またエネルギー、ビタミン、ミネラルは成長、発育、健康
維持に必要な量を摂取する。

栄養補給の方法

» 必要栄養量を確保するため、各疾患の治療に合わせて調合
した特殊ミルクの摂取が必要である。

» 特殊ミルクは乳児だけではなく、疾患によっては成人にな
っても継続摂取が必要な場合もある。

» 「特殊治療乳(特殊ミルク)」に関する問合せ先：社会福祉法人
恩賜財団母子愛育会特殊ミルク事務局
このほか市販品の特殊ミルクもある。

スクリーニングへの対応 ·····················

» タンデムマスによる新生児マススクリーニングは、先天性
代謝異常症の16疾患と二次性疾患の重要な疾患を含めて
20疾患程度がスクリーニングされている。

» 食事療法を必要とする先天性代謝異常症には、フェニルケ
トン尿症、ホモシスチン尿症、メープルシロップ尿症、ガ
ラクトース血症などがある。

» 新生児マススクリーニングは早期発見自体が目的ではなく、
障害の予防が目的であるため、異常がみつかった場合は、
すみやかに対応する。

(鳥井隆志)

疾患	症状	治療法
フェニルケトン尿症	知能障害、痙攣	フェニルアラニン制限食
ホモシスチン尿症	水晶体脱臼、血栓症知能障害、高身長	シスチン添加メチオニン制限食
メープルシロップ尿症	痙攣、呼吸障害、知能障害	分岐鎖アミノ酸制限食
ガラクトース血症	肝障害、白内障、知能障害	乳糖・ガラクトース摂取禁止

 栄養管理のポイント

» フェニルケトン尿症は食事療法が有効なので、すみやかに
実施する。母乳と併用するときは母乳中のフェニルアラニ
ン量に、離乳期以後は食品中の含有量に注意して行う。

高齢者の栄養管理

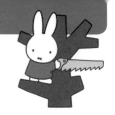

🦆 高齢者に多い疾患や病態

» 高齢者に多い疾患は、呼吸器疾患、消化器疾患、神経疾患、内分泌疾患、代謝疾患、腎・泌尿器疾患などがある。複数の疾患を有することが多く、個人差もあるが恒常性機能低下がみられ回復が遅い。加齢によるフレイル(虚弱)もみられる。

» フレイルとは、加齢にともなう心身の生理機能低下や免疫力の低下によって起こる生活能力低下状態をいう。フレイルは介入により再び健康な状態に戻ることが可能だが、介入を怠ると低栄養障害、誤嚥、転倒、失禁、褥瘡、認知症、骨粗鬆症、便秘、脱水症などにより要介護状態となる。

» とくに75歳以上の後期高齢者は、ADL(日常生活動作)の低下に影響し、医療・介護の包括的なサポートが必要となる。

» 在宅での食事の管理が不十分になることが多く、ややもすると低栄養状態に陥り入退院を繰り返すことが多い。その理由は、疾病が重症化したり、免疫力の低下が原因で感染症などのリスクが高くなることによる。このような患者に対しては栄養管理実施計画に基づき、在宅での日常の生活を加味した栄養管理を継続させることが大切である。

🦆 低栄養障害の栄養療法

» 低栄養障害のうち、タンパク質・エネルギー低栄養 (PEM) は

クワシオルコール (kwashiorkor)、マラスムス (marasmus)、混合型の３つに分かれる。

» クワシオルコールタイプでは、おもに体内のタンパク質不足がみられ、低アルブミン血症、脂肪肝、貧血、浮腫が現れるが、体重の減少は軽度である。

» マラスムスタイプでは、低アルブミン血症は軽度で浮腫はほとんどみられない。高齢者はとくに混合型が多くみられ、疾病にともなう食欲不振、胃切除などの食事摂取量低下、代謝性の消耗疾患などの異化亢進（こうしん）などがみられる。

» 十分な栄養量を補給して栄養状態を安定させることで、ADLの改善とQOLの向上につながる。そのためには、個々の栄養ケア計画に基づく必要栄養量の補給が重要である。エネルギー不足では、タンパク質の利用効率の低下がみられるため十分なエネルギー量を確保する

» 高齢者は基本的には経口栄養法での食事摂取を目指す。摂食・咀嚼（そしゃく）・嚥下（えんげ）障害がみられる高齢者、食欲不振などの食事摂取では必要栄養量に満たない場合には、総合栄養食品や嚥下機能評価などで計画された食形態の工夫を優先し、食事方法や環境を考える。

» 食事方法および環境は、食事の際の体位（角度）、食べる回数、適時適温、間食の量や食環境、食事前後の口腔ケア、運動などにより食べる意欲をもたせる。

🦆 認知症の栄養療法

» 一般的な栄養アセスメントのほかに、認知障害に合わせた評価が必要となる。たとえば、幻覚、妄想、いらだち、不安、

うつ状態、攻撃性 (暴力)、興奮などを起こし食事摂取量が低下していないか、または食事量が不足しているために興奮していないか、ADLが低下していないかなどを知る。

» ADL評価はセルフケア、社会的認知度などはコミュニケーション能力、移動方法、排泄コントロールはFIM評価などを実施し確認する。

» 食欲不振や食事摂取方法がわからない認知症の場合は、低栄養障害や脱水症などの危険も大きい。個々の患者の栄養状態を把握し、次の合併症につなげないことが大切である。

» 認知症は生活習慣病などの動脈硬化によるものが多く、補助改善栄養素としてDHA、EPA、葉酸、ビタミンB_{12}を増量すると効果があるとされている。

(田中弥生)

栄養療法のポイント

» できるだけ家族などが食事時間に接点をもち、楽しみながら和やかな雰囲気で食べてもらう。

» 口腔ケアを促す。

» 誤嚥・誤飲で詰まらせてしまう場合があるので注意する。

» 遊びながら食べる場合は食事に集中させるように促す。

» 言葉がけをする。

» 食器を投げる患者にはメラミン食器などを選択する。食物を口から出す場合は味覚テストにより調理の工夫をする。

第 5 章

栄養素の体内動態

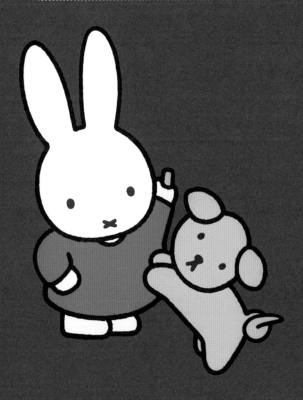

タンパク質の消化吸収と体内代謝

タンパク質の消化吸収

» 食事から摂取したタンパク質は消化管で消化吸収され、門脈を経て肝臓に運ばれ、そこから全身組織へ運ばれてタンパク質合成に利用される。

» タンパク質は、まず胃液中のタンパク質分解酵素ペプシンによってポリペプチドに分解される。次に小腸で膵液中のトリプシンやキモトリプシンによってトリペプチドやジペプチドに分解され、一部はカルボキシペプチダーゼによってアミノ酸にまで分解される（図1）。

» 小腸微絨毛膜に存在するペプチダーゼは、ペプチドをアミノ酸にまで分解する。

» 分解されたアミノ酸や一部のトリペプチド、ジペプチドは、アミノ酸輸送体およびペプチド輸送体によって、小腸上皮細胞内に吸収される。上皮細胞内にはペプチダーゼが存在し、ペプチドをさらにアミノ酸に分解する。

» アミノ酸および一部のペプチドは、それぞれの輸送体によって血中（門脈）に放出される。

体タンパク質の合成と分解

» 体タンパク質は、生きている限り、絶えずつくりかえられている動的平衡状態にある。成人の体タンパク質量は、体重

図1●タンパク質の消化と吸収

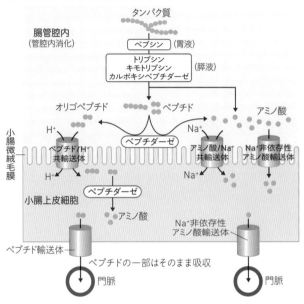

の約15％であり、体重70kgでおよそ10kgになる。そのうちの2％（体重当たりで約0.3％）の200g程度が毎日分解され、そして合成されている。

» 体内には、体タンパク質が分解されたアミノ酸と食事から摂取したアミノ酸とが並存し、区別されることなく混ぜ合わされ、新しい体タンパク質の合成に利用される。

» 体タンパク質の分解と合成の過程で、一部のアミノ酸は分解産物の尿素や窒素化合物として体外へ排出されたり、エ

ネルギー源として消費されたりする。この分のタンパク質を食事から摂取しなければならない。その量はつくりかえられるタンパク質量の約1/3である。200gを例にすると、およそ60g/日となる。

» ヒトの1日のタンパク質合成量は、年齢や体重で変動する。成人で約3g/kg/日、代謝が活発な幼児で約7g/kg/日、新生児では約17g/kg/日である。

🧅タンパク質の半減期

» 体タンパク質は、絶えず分解と合成を繰り返しているが、その代謝回転速度は体タンパク質の種類によって異なり、数分（ペプチドホルモンの一部）から数カ月とさまざまである。おもなタンパク質の半減期（半分が入れ替わる時間）を下表に示す。

●タンパク質の半減期

タンパク質の種類	半減期
筋肉タンパク質	180日
肝臓タンパク質	10〜15日
血清総タンパク質	10〜15日
ヘモグロビン	約1カ月
アルブミン	17〜23日
トランスサイレチン	2〜4日
トランスフェリン	7〜10日
レチノール結合タンパク	10〜17時間

🧅タンパク質（アミノ酸）の体内代謝

» タンパク質を合成するアミノ酸は、アミノ酸自体が合成・分解を繰り返している。体内で合成されない必須アミノ酸（9種類）は食事から摂取されるが、非必須アミノ酸（11種類）は、

必須アミノ酸や非必須アミノ酸を材料にして合成される。

» アミノ酸の合成・分解は、アミノ基転移反応と酸化的脱アミノ反応によるアミノ基の離脱によって行われる。

» アミノ基転移反応では、アミノ基転移酵素により、アスパラギン酸とα-ケトグルタル酸からオキサロ酢酸とグルタミン酸ができる。また、アラニンとα-ケトグルタル酸からピルビン酸とグルタミン酸ができる。これらの反応は可逆反応である。

» 酸化的脱アミノ反応は、アミノ酸のアミノ基が、アミノ酸オキシダーゼの働きで、アンモニア（NH_3）と水素イオン（$2H^+$）を放出する反応である。一例として、グルタミン酸からグルタミン酸デヒドロゲナーゼによってα-ケトグルタル酸とアンモニアができる。

尿素の生成

» 窒素化合物であるアミノ酸が分解されるとき、有毒なアンモニアが生じる。さまざまな組織で生じたアンモニアは、肝臓に運ばれて、尿素回路で尿素に変換され、腎臓から排泄される。

» 肝臓に運ばれたアンモニアは、二酸化炭素と結合し、カルバミルリン酸となり、オルニチンと縮合してシトルリンとなり、次いでアスパラギン酸と結合して、アルギニンを生成する。アルギニンから尿素が切り離されて排出されると同時にオルニチンが再生される。これが尿素回路である。オルニチンは再び尿素回路で利用される。

» 尿素回路で尿素1分子を生成するのにATP3分子が消費される。

（薗田 勝）

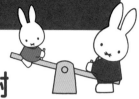

糖質の消化吸収と体内代謝

🦆 糖質の消化吸収

» 食物中の糖質には、消化性の糖質と難消化性の糖質（食物繊維）がある。

🍬 消化性糖質

» 消化性の糖質で最も多いのはでんぷんである。でんぷんなどの多糖類は単糖類にまで分解されてから吸収される（図1）。

» 摂取されたでんぷんは、まず唾液中の消化酵素α-アミラーゼによって、次に小腸で膵液中のα-アミラーゼによってオリゴ糖やα限界デキストリンなどに分解され、最後に小腸微絨毛膜上に存在するオリゴ糖分解酵素（マルターゼなど）により単糖のグルコース（ブドウ糖）分解されて吸収される。

» 二糖類のショ糖（砂糖）は、小腸微絨毛膜上のスクラーゼによってグルコースとフルクトース（果糖）に分解されて吸収される。

» 二糖類の乳糖は、小腸微絨毛膜上のラクターゼによってグルコースとガラクトースに分解されて吸収される。

» グルコースなどの単糖は、グルコース輸送体（GLUT5、GLUT2）やNa^+-グルコース共輸送体（SGLT）によって小腸上皮細胞内に取り込まれ、血中（門脈）に放出される。

🍬 食物繊維

» 食物中の難消化性の糖質である食物繊維は、ヒトの消化酵素（α-アミラーゼなど）では消化されない食物成分と定義される。

図1●糖質の消化と吸収

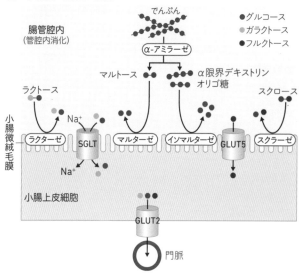

セルロース、リグニン、ペクチンなどがある。

» 食物繊維の大部分は、大腸の腸内細菌の発酵作用によって
短鎖脂肪酸に分解され、大腸から吸収されてエネルギー源
として利用される。

糖質の体内代謝

» 消化管から吸収される糖質の大部分はグルコースであり、
血糖値はグルコースの濃度とみなしてよい。グルコースは、
肝臓でグリコーゲンとして貯蔵されるほか、解糖系、クエ

ン酸回路（TCA回路）、呼吸鎖（電子伝達系）を経て、高エネルギー分子 ATP（アデノシン三リン酸）の産生に使われて、最終的に水と二酸化炭素に完全分解される。

» 糖質 1g から約 4kcal のエネルギーが生み出される。

🍮 解糖系

» 細胞内に取り込まれたグルコースは、酸素を必要としない嫌気的解糖である解糖系で、グルコース-6-リン酸を経てピルビン酸、さらに乳酸に代謝される（図2）。

» 解糖系では 1 分子のグルコースから 2 分子の ATP と 2 分子の NADH（ニコチンアミドアデニンジヌクレオチド）を産生できる。NADH1 分子は呼吸鎖で酸化されると 3 分子の ATP を産生できる。

🍮 クエン酸回路と呼吸鎖

» 解糖系は細胞内の細胞質で進行し、その代謝産物のピルビン酸がアセチル CoA に変換されてミトコンドリアに取り込まれ、オキサロ酢酸と縮合してクエン酸になるとクエン酸回路が開始される。

» クエン酸回路では ATP と NADH と $FADH_2$（フラビンアデニンジヌクレオチド）が産生される（$FADH_2$ は酸化されると ATP2 分子を産生）。クエン酸回路が 1 回転すると、呼吸鎖での酸化を含め、ピルビン酸 1 分子から 15 分子の ATP が産生される。グルコース 1 分子（ピルビン酸2分子になる）から、解糖系の分を加えると（30＋2＋6）、合計 38 分子の ATP が産生される。

» ATP は生体内で、筋収縮や酵素反応など生命活動に必要なエネルギー源として利用される。

（薗田 勝）

図2 ●解糖系とクエン酸回路

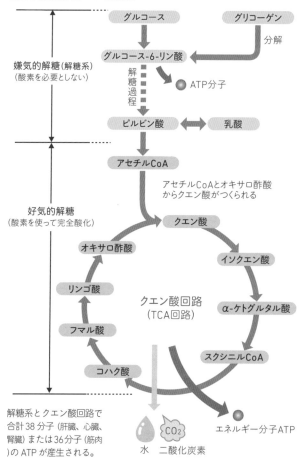

嫌気的解糖（解糖系）
（酸素を必要としない）

好気的解糖
（酸素を使って完全酸化）

グルコース

グリコーゲン

分解

グルコース-6-リン酸

解糖過程

ATP分子

ピルビン酸 ⟷ 乳酸

アセチルCoA

アセチルCoAとオキサロ酢酸からクエン酸がつくられる

クエン酸

イソクエン酸

α-ケトグルタル酸

スクシニルCoA

オキサロ酢酸

リンゴ酸

フマル酸

コハク酸

クエン酸回路
（TCA回路）

水　二酸化炭素

エネルギー分子ATP

解糖系とクエン酸回路で合計38分子（肝臓、心臓、腎臓）または36分子（筋肉）のATPが産生される。

5 栄養素の体内動態

223

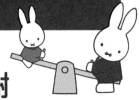

脂質

脂質の消化 吸収と体内代謝

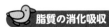 **脂質の消化吸収** ....

» 食物中の脂質の大部分は、中性脂肪 (トリグリセリド) である。 1分子のグリセロールに3分子の脂肪酸が結合したもので、 長鎖脂肪酸 (炭素数16〜20) が結合した長鎖中性脂肪と中鎖脂 肪酸 (炭素数8〜12) が結合した中鎖中性脂肪とがある。

» 脂質は、腸管内で、膵液に含まれる脂質分解酵素のリパー ゼなどによってモノグリセリド(グリセロールに1分子の脂肪酸が結合) と脂肪酸に分解される。モノグリセリドの一部はさらにグ リセロールと脂肪酸に分解される。

» 長鎖中性脂肪の場合、モノグリセリドと長鎖脂肪酸は胆汁 に含まれる胆汁酸塩とともに水溶性の脂質集合体 (ミセル) を 形成し、小腸上皮細胞に吸収される。吸収されたモノグリ セリドと長鎖脂肪酸は、上皮細胞内でトリグリセリドに再 合成され、リポタンパク質の1つであるカイロミクロンに含 まれて、リンパ管に放出される (図1)。その後、鎖骨静脈角 で静脈に合流して、全身組織に運ばれる。

» 中鎖中性脂肪は、腸管内でグリセロールと中鎖脂肪酸に完 全分解され、そのまま小腸上皮細胞に吸収される。吸収さ れた中鎖脂肪酸とグリセロールは、直接血管 (門脈) へ放出さ れ、肝臓を経て全身組織に運ばれる。グリセロールはグルコー スに変換され、代謝される。

図1●脂質の消化と吸収

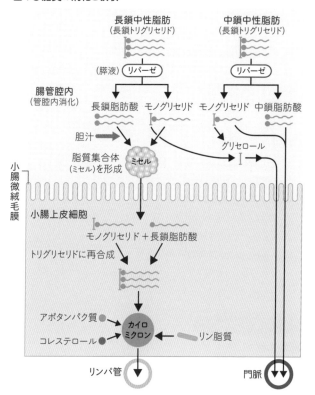

長鎖中性脂肪
（長鎖トリグリセリド）

中鎖中性脂肪
（長鎖トリグリセリド）

（膵液）リパーゼ

リパーゼ

腸管腔内
（管腔内消化）

長鎖脂肪酸　モノグリセリド　モノグリセリド　中鎖脂肪酸

胆汁

グリセロール

脂質集合体
（ミセル）を形成

ミセル

小腸
微絨毛膜

小腸上皮細胞

モノグリセリド + 長鎖脂肪酸

トリグリセリドに再合成

アポタンパク質
コレステロール

カイロ
ミクロン

リン脂質

リンパ管

門脈

5

栄養素の体内動態

脂質の体内輸送

» 腸管から吸収された脂質（トリグリセリドやコレステロール）は、カ
　イロミクロンに含まれてリンパ管を経て血中に入り、脂肪

225

組織や肝臓へ運ばれる（図2）。

» 脂肪組織では、毛細血管表面に存在するリポタンパク質リパーゼによってトリグリセリドが分解され、分離した脂肪酸が脂肪組織に吸収され、グルコースから変換したグリセロールと一緒にトリグリセリドに再合成され、貯蔵される。空腹時など血糖値が低下すると、ホルモン感受性リパーゼの働きで貯蔵トリグリセリドが分解され、遊離脂肪酸が血中に放出され、エネルギー源として利用される。

» 肝臓は、食事から摂取したグルコースの余剰分からトリグリセリドを合成し、またコレステロールも合成する。これらの脂質は、水溶性のリポタンパク質の1つであるVLDL（超低比重リポタンパク質）に包含されて血中に放出される。

» VLDLは、脂肪組織などでトリグリセリドを抜き取られると、コレステロール含有率の高いLDL（低比重リポタンパク質）になり、末梢組織へコレステロールを運搬する。

» 肝臓と小腸で合成されるHDL（高比重リポタンパク質）は、末梢組織の余分なコレステロールを肝臓へ戻す。

🦆 脂質の体内代謝 ....

🍗 脂肪酸の分解

» 空腹時あるいは運動時には、脂肪組織のトリグリセリドがグリセロールと脂肪酸に分解され、全身の組織や臓器に運ばれる。

» 脂肪酸はさらに β-酸化を受けて、アセチルCoAを生成する。β-酸化とは、脂肪酸の炭素2個ずつをアセチルCoAとして切り離す反応で、長鎖脂肪酸からはたくさんのアセチル

図2●脂質の臓器間の輸送

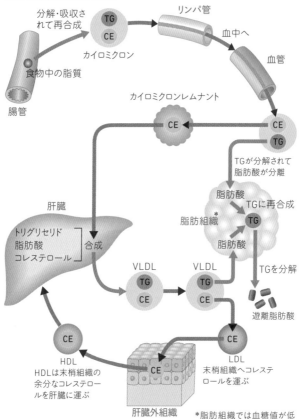

分解・吸収されて再合成

食物中の脂質

腸管

カイロミクロン
TG
CE

リンパ管

血中へ

血管

カイロミクロンレムナント
CE

CE
TG

TGが分解されて脂肪酸が分離

脂肪酸
TGに再合成
*
脂肪組織
TG
脂肪酸

TGを分解

遊離脂肪酸

肝臓

トリグリセリド
脂肪酸　　　合成
コレステロール

VLDL
TG
CE

VLDL
TG
CE

HDL
CE
HDLは末梢組織の余分なコレステロールを肝臓に運ぶ

肝臓外組織
CE

LDL
CE
末梢組織へコレステロールを運ぶ

TG：トリグリセリド(トリアシルグリセロール)
CE：コレステロールエステル

*脂肪組織では血糖値が低下すると貯蔵されているTGの分解が促進されて、遊離脂肪酸が血中へ放出される。

5

栄養素の体内動態

CoA が生成される。

» アセチル CoA から、クエン酸回路と呼吸鎖で高エネルギー分子 ATP が産生される。アセチル CoA 1分子から ATP が 12 分子産生される（ピルビン酸の15分子より NADH1分子少ない）。たとえば長鎖脂肪酸のパルミチン酸（炭素数16）の場合、アセチル CoA8分子に β -酸化で生じる NSDH と $FADH_2$ の分が加わり、ATP が合計129分子産生される。

🍒 ケトン体の生成

» 脂肪酸の β -酸化で生じたアセチル CoA が、クエン酸回路で分解されるにはオキサロ酢酸が必要で、絶食時など糖質の供給が不十分な場合はオキサロ酢酸が不足し、クエン酸回路が不活発となる。その場合は、アセチル CoA からケトン体（アセト酢酸、β -ヒドロキシ酪酸、アセトン）が生成される。

» ケトン体は肝臓で生成され、血中に放出されて肝臓以外の組織や臓器（筋肉、腎臓、心臓、脳など）でエネルギー源として利用される。ただし、ケトン体は酸性物質で、血液の pH を下げるため、過剰になるとケトアシドーシスを引き起こす。

🍒 コレステロールの合成

» コレステロールは、肝臓でアセチル CoA を材料にして、HMG-CoA、メバロン酸を経て合成される。合成されたコレステロール自体によってフィードバック制御され、合成量が多くなると合成は抑制される。

» コレステロール合成量は約 1g/ 日である。消化管から吸収される食事由来のコレステロールが 0.3〜0.5g/ 日程度なので、それより多い。

（薗田 勝）

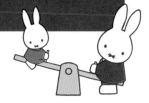

電解質

電解質の働き

🦆 電解質の種類と機能

» 水に溶けてイオンに解離する物質を電解質と呼び、体液には多数の陽イオンと陰イオンが溶けている。陽イオンにはナトリウムイオン(Na^+)、カリウムイオン(K^+)、カルシウムイオン(Ca^{2+})、マグネシウムイオン(Mg^{2+})などがあり、陰イオンには、塩化物イオン(Cl^-)、重炭酸イオン(HCO_3^-)などがある。

» 電解質のおもな生理的機能には、体内環境を維持するために重要な浸透圧の調節と体液のpHの調節がある。

🦆 電解質による浸透圧の調節

» 血液の浸透圧には、血漿浸透圧と膠質浸透圧がある。

» 血漿浸透圧は、細胞膜を半透膜とし、細胞内液と細胞外液 (血液と組織間液) の間に働く浸透圧である。Na^+、K^+などの電解質の濃度によってほぼ一定に保たれている。通常の血漿浸透圧は約290mOsmである。

» 水分摂取が不足し、細胞外液の水分量が減少してイオン濃度が上昇すると、血漿浸透圧が上がり、視床下部にある渇水中枢が刺激され、飲水行動が起こる。同時に下垂体から抗利尿ホルモンが分泌され、尿量が減少する。

» 膠質浸透圧は、血管壁を半透膜とし、血液と組織間液の間に働く浸透圧である。血管壁を通過できないアルブミンな

5

栄養素の体内動態

229

どの血漿タンパク質の濃度によって水分が移動する。血漿タンパク質濃度が低下して膠質浸透圧が下がると、水分が血液中から組織間液のほうに移動する（浮腫になる）。通常の血液の膠質浸透圧は約28mmHgである。

体液のpH調節

» 体液のpHはほぼ一定に維持されている。血液のpHは弱アルカリ性で7.35〜7.45（平均7.4）の範囲内に保たれている。0.6以上の変動で死に至るとされる。

» 電解質は体液のpHを維持するために働く。その働きを緩衝作用といい、酸が増えれば酸を中和し、アルカリが増えればアルカリを中和してpHを一定に保つ。重炭酸・炭酸、リン酸塩、血漿タンパク質による緩衝作用がある。

» 重炭酸・炭酸緩衝作用では、血液中の炭酸（H_2CO_3）と重炭酸イオン（HCO_3^-）がそれぞれ酸とアルカリに対応する。酸つまりH^+が増えるとHCO_3^-がH^+を吸収してH_2CO_3になり、さらにCO_2とH_2OになってCO_2は肺から排出される。アルカリが増えるとH_2CO_3がH^+を放出してHCO_3^-になる。

» リン酸塩緩衝作用は、リン酸イオンによるもので、酸が増えるとリン酸一水素イオン（HPO_4^{2-}）がH^+を吸収してリン酸二水素イオン（$H_2PO_4^-$）になり、アルカリが増えると$H_2PO_4^-$がH^+を放出してHPO_4^{2-}になる。

» 血漿タンパク質緩衝作用は、タンパク質のアミノ酸の性質によるもので、同一タンパク質内のアミノ基（$-NH_2$）がH^+を引きつけ、カルボキシル基（$-COOH$）はH^+を放出して、それぞれ酸とアルカリに対応する。

(薗田 勝)

第 6 章

栄養素の基礎知識

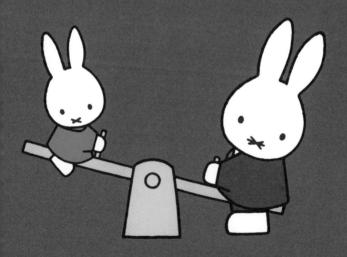

タンパク質の構造と機能

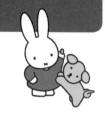

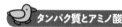 タンパク質とアミノ酸

» タンパク質とは、アミノ酸が多数結合した高分子化合物のことである。ヒトの体内では20種類のアミノ酸の組み合わせにより、筋タンパク質から酵素、ホルモンまであらゆる種類のタンパク質が合成される。

» アミノ酸は、1個の炭素（α-炭素という）にアミノ基（−NH₂）とカルボキシル基（−COOH）と水素と側鎖が結合したもの（図1）。側鎖の種類によって、親水性や疎水性、塩基性や酸性などアミノ酸の性質が変わる。

» アミノ酸とアミノ酸の結合は、ペプチド結合と呼ばれる。一方のアミノ酸のアミノ基ともう一方のアミノ酸のカルボ

図1●アミノ酸の基本構造

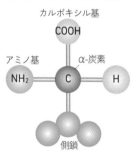

図2●ペプチド結合

キシル基が、脱水縮合してつながる (図2)。

» アミノ酸は、体内で合成できない必須アミノ酸と合成可能な非必須アミノ酸とに分けられる。必須アミノ酸は次の9種類である。イソロイシン、ロイシン、リシン、トリプトファン、バリン、スレオニン (トレオニンともいう)、フェニルアラニン、メチオニン、ヒスチジン。

🦆 生理的機能

» タンパク質は身体をつくる主成分である。筋肉、臓器、血漿タンパク質 (アルブミン、免疫グロブリンなど)、酵素、ホルモンなどの構成成分であり、その不足は、栄養不良、体調悪化、免疫力低下につながる。

» タンパク質は、エネルギー不足になったとき、アミノ酸に分解される。そのアミノ酸がさらに分解されグルコースを生成する (糖新生という) ことで、エネルギー源として利用される。タンパク質1gから約4kcalのエネルギーが生み出される。

» アミノ酸は、それ自体とアミノ酸から生成される生理活性物質がさまざまな生理的機能を果たす。脳における神経伝達物質としてグルタミン酸が利用され、さらにアミノ酸からセロトニン、ドーパミン、γ-アミノ酪酸などの神経伝達物質がつくられる。チロシンからはホルモンのアドレナリンやノルアドレナリンがつくられる。ヒスチジンからは生理活性物質のヒスタミン (筋収縮や血管拡張作用など) がつくられる。また、アミノ酸は核酸の構成成分にもなる。

(薗田 勝)

6

栄養素の基礎知識

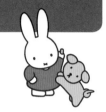

糖質の構造と機能

» 糖質は、炭水化物とも呼ばれ、炭素と水素と酸素で構成された有機化合物である。基本は Cm (H$_2$O) n という分子式で表される(分子の一部が変化した糖類もある)。

» 糖質は単糖類、少糖類(オリゴ糖)、多糖類に分類される。単糖類は、加水分解でそれ以上小さな化合物にならない基本構造をもつ。

» 単糖類には、六炭糖のグルコース(ブドウ糖)、フルクトース(果糖)、ガラクトースと五炭糖のリボース(核酸の構成成分)がある(図1・2)。

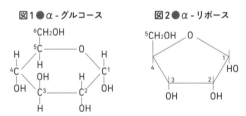

図1 ● α - グルコース　　　図2 ● α - リボース

» 少糖類の二糖類は、単糖同士が結合したもので、グルコースとフルクトースが結合したスクロース(ショ糖)、グルコースが2つ結合したマルトース(麦芽糖)、グルコースとガラクトースが結合したラクトース(乳糖)がある。スクロースは砂糖

の成分、乳糖は母乳や牛乳の成分である。

» 3つ以上の単糖が結合したオリゴ糖には、フラクトオリゴ糖、大豆オリゴ糖などがある。

» 多糖類には、でんぷん、グリコーゲンなどがある。でんぷんにはグルコースが直鎖状に連なるアミロースと、途中で分枝する構造をもつアミロペクチンがある。グリコーゲンはアミロペクチンと同じ構造で、枝分かれ部分の多いことが特徴。でんぷんは植物の貯蔵多糖、グリコーゲンは動物の貯蔵多糖で肝臓と筋肉に貯蔵される。

» 食物繊維は、ヒトの消化酵素で切断できない結合をもつ多糖類。水溶性のペクチン、グルコマンナンや不溶性のセルロース、リグニン、キチンなどがある。セルロースはグルコースが直鎖状に連なっている。

🦆 生理的機能

» 糖質は、体内ではおもにエネルギー源として利用される。糖質1gから約4kcalのエネルギーが生み出される。脂質に比べて、糖質は消化吸収が速く、エネルギー源として即効性のあることが特徴。

» 核酸 (DNAやRNA)、グリコサミノグルカン (ヒアルロン酸、コンドロイチン、コンドロイチン硫酸など)、糖タンパク質、糖脂質の成分となることが重要である。

» ヒアルロン酸は眼の硝子体や関節液の主成分、コンドロイチンは角膜や骨、コンドロイチン硫酸は軟骨、骨、腱に含まれる。

(薗田 勝)

6

栄養素の基礎知識

脂質の構造と機能

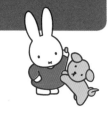

 脂質の種類と構造 ·············

» 脂質とは、水に溶けにくく、有機溶媒 (エーテル、ベンゼン、クロロホルムなど) によく溶ける物質のことをいう。

» 単純脂質は、炭素、水素、酸素で構成され、グリセロールと脂肪酸が結合した中性脂肪 (トリグリセリド) が代表的なものである。

» 複合脂質は、炭素、水素、酸素以外にリンや窒素を含むもので、リン脂質や糖脂質がある。

» 誘導脂質は、単純脂質や複合脂質が加水分解されて生じる脂質で、脂肪酸やステロール類がある。ステロール類にはコレステロールやステロイドホルモン (副腎皮質ホルモンや性ホルモン) などがある。

脂肪酸の種類

» 脂肪酸は、長い炭化水素の鎖の両端にメチル基 (−CH$_3$) とカルボキシル基 (−COOH) をもつ。炭化水素鎖内に炭素同士の二重結合をもつ不飽和脂肪酸と二重結合をもたない飽和脂肪酸があり、その種類を右の表で示す。

» 脂肪酸は、体内で合成できない必須脂肪酸と合成可能な非必須脂肪酸とに分けられる。必須脂肪酸には、n-6系多価不飽和脂肪酸とn-3系多価不飽和脂肪酸がある。ヒトはメチル基から6番目以内の炭素に二重結合を導入できない。

生理的機能

» 中性脂肪は、空腹時や運動時にエネルギー源として利用され、また非常時のエネルギー源として脂肪組織に貯蔵される。脂質1gから約9kcalのエネルギーが生み出される。

» リン脂質やコレステロールは、生体では細胞膜の構成成分として必須であり、不足すれば血管壁や細胞膜が弱くなり、脳出血などの誘因になる。コレステロールはステロイドホルモンや胆汁酸の成分としても重要である。

» 脂肪酸およびそれからつくられる生理活性物質 (エイコサノイド) にはさまざまな機能がある。n-6系多価不飽和脂肪酸には血中コレステロールの低下作用などがあり、n-3系多価不飽和脂肪酸には血中中性脂肪の低下作用、炎症抑制作用、血液凝固抑制作用 (抗血栓作用) などがある。

(園田 勝)

●脂肪酸の種類

名称		炭素数：二重結合数(その位置)
飽和脂肪酸	ラウリン酸	12：0
	ミリスチン酸	14：0
	パルミチン酸	16：0
	ステアリン酸	18：0
	アラキジン酸	20：0
一価不飽和脂肪酸	パルミトオレイン酸	16：1 (9)
	オレイン酸	18：1 (9)
n-6系 多価不飽和脂肪酸	リノール酸	18：2 (6, 9)
	γ-リノレン酸	18：3 (6, 9, 12)
	アラキドン酸	20：4 (6, 9, 12, 15)
n-3系 多価不飽和脂肪酸	α-リノレン酸	18：3 (3, 6, 9)
	エイコサペンタエン酸	20：5 (3, 6, 9, 12, 15)
	ドコサヘキサエン酸	22：6 (3, 6, 9, 12, 15, 18)

6

栄養素の基礎知識

ビタミンA
vitamin A

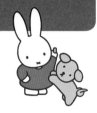

🦆 生理的機能

» 抗夜盲症因子として発見された脂溶性ビタミンの1つである。通常、ビタミンAと呼ぶ場合は吸収型レチノールのことを指す。肝臓の貯蔵細胞ではレチニルパルミテートとして存在する。生理活性型にはレチナールとレチノイン酸がある。レチノイン酸はホルモン作用を示す。

» 動物性食品はレチニルエステルとして、植物性食品はカロテノイドとして含む。抗酸化作用をもつβ-カロテン（プロビタミンA）のビタミンA効力はレチノールの1/12とされている。ビタミンAに抗酸化作用はない。

» 一般成人の推奨量は男性850〜900μgRAE/日、女性650〜700μgRAE/日。耐容上限量は2,700μgRAE/日と策定。

🍒 多く含む食品

» レバー、うなぎ、卵黄などに多く、緑色野菜やカボチャなどの黄色野菜、ミカンなどの果実にも含まれている。

🍒 過剰症

» 脳圧亢進や奇形児出産のリスクのほか、皮膚落屑や脱毛などの慢性中毒症状もある。β-カロテンに過剰症はない。

🍒 欠乏症

» 暗順応の反応性低下（夜盲症）、眼球乾燥症や細菌感染に対する抵抗力（免疫能）の低下などが知られている。

（薗田 勝）

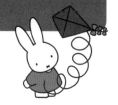

ビタミンD
vitamin D

🦆 生理的機能

» 抗くる病因子として発見された脂溶性ビタミンの1つで、カルシフェロールともいう。カルシウム代謝と関連し、紫外線による異性化と肝・腎での水酸化による活性型ビタミンDへの転換がその生理活性発現に必須である。

» 血中カルシウム濃度を一定レベルに維持するため、腎・小腸からのカルシウムとリン酸の吸収促進、骨からのカルシウム吸収作用が重要である。活性型ビタミンDは骨のリモデリングに必要で、作用不全は骨粗鬆症と関連する。表皮細胞や骨髄細胞の分化誘導作用もあり、乾癬や骨髄性白血病治療への適用がある。

» 一般成人の目安量は男女とも 8.5μg/日、1〜7歳：3.0〜5.0μg/日。耐容上限量は100μg/日(男女とも18歳以上)と策定。

🍑 多く含む食品

» 魚類の肝、魚肉、バターなどに7-デヒドロコレステロールとして、きのこ類にはエルゴステロールとして含まれる。

🍑 過剰症

» 高カルシウム血症や腎障害があり、慢性では腎への石灰沈着が、急性では嘔吐や食欲不振などが知られている。

🍑 欠乏症

» 幼児期ではくる病を、成人では骨軟化症を引き起こす。

(薗田 勝)

6

栄養素の基礎知識

ビタミンE

vitamin E

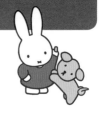

生理的機能

» 脂溶性ビタミンの1つでα、β、γ、δ-トコフェロールと
トコトリエノールがあり、食事由来のEはキロミクロンによ
り取り込まれる。生体内ではすべての組織に分布し、その
大半はα-トコフェロールである。体内ではE結合タンパク
質と結合して輸送される。

» ビタミンEはリン脂質中の多価不飽和脂肪酸や膜タンパク
質の過酸化を防止するなど抗酸化作用を示すため、赤血球
膜の安定化にかかわるほか、生活習慣病の予防に有効とさ
れている。抗酸化にはほかの抗酸化剤が相互作用する。

» 一般成人の目安量は男性6.0〜7.0mg/日、女性5.0〜6.5
mg/日。耐容上限量は650〜900mg/日と策定されている。

多く含む食品

» 植物性食品に、とくに大豆油などの植物油に多い。動植物
界に広く分布するが、動物性食品のE含量は少ない。

過剰症

» 知られていない。

欠乏症

» ネズミでは不妊症となるが、ヒトでは知られていない。通
常の栄養状態では観察されない。脂肪吸収不全や未熟児に
おいては、酸化に過敏となるため溶血性貧血がある。

(薗田 勝)

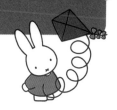

ビタミン

ビタミンK

vitamin K

🕊 生理的機能

» 抗出血性因子として発見された脂溶性ビタミンの1つでフィロキノン（K₁）、メナキノン（K₂）と合成品のメナジオンがある。ヒト腸内細菌が合成するほか、納豆は高含量。Kはプロトロンビンなど数種の血液凝固因子の生合成に必須で、骨形成にも関与するほか、動脈の石灰化を防ぐ。

» オステオカルシン（骨形成に関与するタンパク質）がKにより活性化されると、カルシウムが骨に蓄積されるようになる。オステオカルシンもプロトロンビンも、Kによって分子内に生成されるγ-カルボキシグルタミン酸残基にカルシウムが結合する。

» 一般成人の目安量は男女とも150μg/日。耐容上限量は策定されていない。

🥕 多く含む食品

» K₁は海藻、魚介、豚肝臓、豆や緑葉野菜に、K₂は納豆、ゴマ、アオノリ、乳製品などに多く含まれている。

🥕 過剰症

» K₁とK₂の過剰症はほとんど知られていない。

🥕 欠乏症

» 出血傾向や血液凝固の遅延、新生児メレナ（消化管出血）、突発性乳児ビタミンK欠乏症（頭蓋内出血）がある。

（薗田 勝）

6

栄養素の基礎知識

ビタミンB₁

vitamin B₁

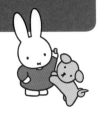

生理的機能

» 脚気を予防する因子 (抗脚気因子) として発見された水溶性ビタミンの1つ。チアミン、アノイリンとも呼ばれる。チアミンにピロリン酸が転移したものが活性型でチアミンピロリン酸 (TPP) という。TPPは脱炭酸酵素などの補酵素として機能し、また抗神経炎作用を示す。

» B₁は糖質代謝に必須なビタミンであり、強度の労作や消耗性疾患、糖質過剰摂取などでB₁要求量は増加する。脂質摂取にはB₁節約効果がある。水溶性のB₁は調理損失率が高いが、アリシン (ニンニクに含まれる) と結合したアリチアミンの消化管吸収効率は高い。B₁を分解するアノイリナーゼがワラビやハマグリに含まれている。

» 一般成人の推奨量は男性18〜49歳：1.4mg/日、女性18〜74歳：1.1mg/日。耐容上限量は策定されていない。

多く含む食品

» 動物性・植物性食品に含まれ、豚肉の含量は高い。酵母、胚芽、米糠などのほか、卵黄や肝臓、乳、魚類にも多い。

過剰症

» 過剰症は知られていない。過剰分は尿中に排泄される。

欠乏症

» 脚気、ウェルニッケ脳症、多発性神経炎、浮腫などがある。

(薗田 勝)

ビタミンB₂

vitamin B₂

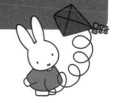

🦆 生理的機能

» 耐熱性成長促進因子で、ラクトフラビンとも呼ばれる水溶性ビタミン。熱には安定だが光分解されやすい。生体内ではフラビンヌクレオチド（FAD、FMN）の形でフラビン酵素（酸化還元酵素）の補欠分子族として機能する。エネルギー代謝やミトコンドリア電子伝達に不可欠である。

» 食事からの摂取はフラビンヌクレオチドであるが、リボフラビンとして吸収されたのち補酵素型に再合成される。B₂は着色料でもある。耐熱性だが重曹処理後の加熱調理では分解する。抗生物質や副腎皮質ホルモンなどの投与により、また肝疾患や糖尿病でB₂欠乏症を認める場合がある。

» 一般成人の推奨量は男性18〜49歳：1.6mg/日、女性18〜74歳：1.2mg/日。耐容上限量は策定されていない。

🥄 多く含む食品

» 動物性・植物性食品に広く分布している。胚芽、肝臓に多く、緑黄色野菜、魚介、卵類、乳製品や海藻類にも多い。

🥄 過剰症

» 過剰症は知られていない。過剰分は尿中に排泄される。

🥄 欠乏症

» 口角炎、口唇炎、皮膚炎、角膜炎などがある。ほかのB群欠乏をともなうことが多く、B₂単独の欠乏症は少ない。

（薗田 勝）

6

栄養素の基礎知識

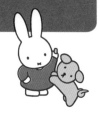

ナイアシン

niacin

🦆 生理的機能

» 抗ペラグラ因子の水溶性ビタミンである。ニコチン酸とニコチンアミドがあり、ニコチンアミドアデニンジヌクレオチド（NAD）、ニコチンアミドアデニンジヌクレオチドリン酸（NADP）として糖質、脂質、アミノ酸代謝中の酸化還元酵素の補酵素として機能する。

» 一般成人の推奨量は、男性14〜15mgNE/日、女性11〜12mgNE/日。耐容上限量は、男性300〜350mgNE/日、女性250mgNE/日。NE（ナイアシン当量）＝ナイアシン＋1/60 トリプトファン。

» トリプトファン60mgよりナイアシン1mgが合成されるため、その摂取すべき量はタンパク質摂取状況により異なる。腸内細菌もナイアシンを合成する。

🥄 多く含む食品

» 動物・植物性食品に広く分布している。米糠、酵母、肝臓のほか落花生に多い。乳や卵はトリプトファンが多い。

🥄 過剰症

» 長期大量摂取した場合には消化管と肝の障害がありうる。

🥄 欠乏症

» ペラグラ（皮膚炎）が有名。皮膚炎、口内炎、食欲不振や下痢のほか知覚障害や精神異常などの神経症状を呈する。

（薗田 勝）

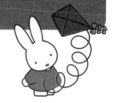

ビタミン

ビタミンB₆

vitamin B₆

🦆 生理的機能

» ネズミの抗皮膚炎因子としてのB₆はピリドキシンと呼ばれ、ピリドキサールとピリドキサミンを含む水溶性ビタミン。B₆の活性型PLP（ピリドキサール5'-リン酸）はアミノ基転移反応やアミノ酸代謝の補酵素として機能する。

» アミノ酸代謝や神経伝達に不可欠なB₆が不足すると、痙攣やてんかん発作を誘発する。抗生物質の大量使用により腸内細菌が死滅し、その供給量が不足する場合やB₆と構造類似のイソニアジド（抗結核薬）の投与により、B₆欠乏症が生じる可能性もある。銀杏食中毒もB₆欠乏に起因する。

» 一般成人の推奨量は、男性1.4mg/日、女性1.1mg/日。耐容上限量は、男性50～60mg/日、女性40～45mg/日と策定されている。

🍈 多く含む食品

» 動物性・植物性食品に広く分布している。腸内細菌によっても合成される。酵母、肝、米糠、豆や魚肉類に多い。

🍈 過剰症

» 大量摂取は、知覚神経障害や腎シュウ酸結石のおそれがある。

🍈 欠乏症

» 脂漏炎、口角炎、貧血、GABA合成阻害によるてんかん発作がある。抗うつ薬や経口避妊薬でも引き起こされる。

（薗田 勝）

6

栄養素の基礎知識

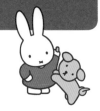

ビタミン

ビタミンB₁₂
vitamin B₁₂

🦆 生理的機能

» 抗悪性貧血因子として発見されたB₁₂はコバラミンあるいはシアノコバラミン（人工産物）と呼ばれ、分子内にコバルトをもつ水溶性ビタミンで、動物や微生物の生育に必須の微量栄養因子である。

» シアノコバラミンは眼精疲労の治療薬、メチルコバラミンは末梢神経障害や巨赤芽球性貧血の治療薬として用いられる。B₁₂が消化管から吸収されるためには、胃底部壁細胞で合成分泌される内因子と結合することが必須。この結合体は回腸終端部の絨毛から腸上皮細胞に吸収され、輸送タンパク質トランスコバラミンと結合して運搬される。

» 一般成人の推奨量は男性2.4μg/日、女性2.4μg/日。耐容上限量は策定されていない。

🧄 多く含む食品

» 動物性食品のみに含まれる。肝、卵黄、貝類や肉類に多い。

🧅 過剰症

» 過剰分は尿中に排泄されるので過剰症はないとされる。

🧄 欠乏症

» B₁₂の吸収阻害により悪性貧血を生じるほか、神経症状や全身倦怠を呈するが、腸内細菌がB₁₂を合成するため欠乏症は起こりにくい。

（薗田 勝）

パントテン酸
pantothenic acid

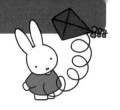

🦆 生理的機能

» 微生物の成長因子、ニワトリのヒナの抗皮膚炎因子として発見されたビタミンである。パントテン酸の活性型は補酵素 A と呼ばれ、CoASH と記す。食物中には CoA あるいはホスホパンテテインとして存在し、パントテン酸として吸収されたのち体内で CoA に転換されて機能を発揮する。

» パントテン酸は糖質・脂質代謝において重要な役割を担う。通常の食生活で欠乏することはない。アセチル CoA やアシル CoA の構成成分として存在し、末端の SH 基（スルフヒドリル基）を介してアシル基の転移にかかわる。

» 一般成人の目安量は男性は 5～6mg/日、女性は 5mg/日。耐容上限量は策定されていない。

🍒 多く含む食品

» 動物性・植物性食品に広く分布する。腸内細菌によっても合成される。魚肉、豆、穀物、卵、葉菜類に多い。

🍒 過剰症

» 過剰症はないとされる。

🍒 欠乏症

» 成長停止、食欲不振、抑うつ、皮膚障害などであるが、ヒトの欠乏症は起こりにくいとされている。

（薗田 勝）

葉酸
folic acid

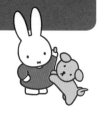

🦆 生理的機能

» 貧血予防効果を有する因子として発見された葉酸は、プテリジン環をもつ水溶性ビタミンで、p-アミノ安息香酸とグルタミン酸を含む。葉酸はDNAの核酸合成に必須で、アミノ酸代謝にも関与する。補酵素型はテトラヒドロ葉酸であり、1炭素単位の転移酵素の補酵素として機能する。

» プテロイルグルタミン酸である葉酸は、抗貧血因子である。欠乏すると赤血球合成が阻害され、大赤血球性の貧血(妊娠性巨赤芽球性貧血)となる。また、神経管閉鎖障害をきたす(無脳児発生が高リスク)。調理や長期保存により食品中の葉酸は壊れる。大量の飲酒は葉酸の代謝と吸収を阻害する。

» 一般成人の推奨量は男女とも240μg/日。耐容上限量は男女とも900〜1,000μg/日と策定されている。

🧄 多く含む食品

» 動物性・植物性食品に広く分布。腸内細菌も合成するが、肝臓や卵黄のほか、ホウレンソウなどの緑黄色野菜にも多い。

🧄 過剰症

» 過剰症はないとされている。

🧄 欠乏症

» ヒトの欠乏症は起こりにくいとされているが、巨赤芽球性貧血を生じる。口角炎やうつ病などの神経症状をともなう。

(薗田 勝)

ビオチン

biotin

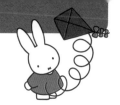

🦆 生理的機能 ....

» 酵母の増殖に必須な因子として卵黄から単離されたのがビオチンである。ビオチンは炭酸固定反応（カルボキシル基転移）に不可欠な補酵素のほか、糖新生や脂肪酸合成の補酵素として重要な働きをする。とくに、糖代謝にかかわるピルビン酸カルボキシラーゼや脂肪酸代謝のアセチル CoA カルボキシラーゼの補酵素として必須である。

» 抗生物質の長期大量投与による腸内細菌死滅によって欠乏症となり得る。また、ビオチンにはさまざまな薬物相互作用のほか、飲食物との相互作用も知られている。

» 一般成人の目安量は男女とも 50μg/ 日。耐容上限量は策定されていない。

🍒 多く含む食品

» 植物性食品に広く分布する。動物性では肝臓、卵、乳製品に含まれる。また、腸内細菌も合成する。

🍒 過剰症

» 過剰症はないとされている。

🍒 欠乏症

» ヒトの欠乏症は起こりにくいとされている。生卵白の大量摂取により、卵白中のアビジンと結合したビオチンが不溶性となり吸収阻害を生じるが、加熱卵白では起きない。

(蘭田 勝)

6

栄養素の基礎知識

ビタミンC
vitamin C

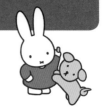

生理的機能

» 抗壊血病因子として発見された水溶性ビタミンで、アスコルビン酸とも呼ばれる。コラーゲン合成にかかわるほか、強い還元性を有する水溶性抗酸化物質としても重要で、グルタチオン-アスコルビン酸回路で過酸化水素が消去される。

» 抗ストレス因子でもあり、ストレスを受けると分泌される副腎皮質ホルモン (コルチゾール) および副腎髄質ホルモン (アドレナリン) の合成材料として不可欠。ストレスによってビタミンCが消費される。

» 三価鉄 (Fe^{3+}) を二価鉄 (Fe^{2+}) に還元するので、腸管からの鉄の吸収を促進する。

» 一般成人の推奨量は男女とも 100mg/ 日。耐容上限量は策定されていない。

多く含む食品

» 柑橘類、柿、イチゴなどの果実。緑黄色野菜、イモ類、緑茶に多い。

過剰症

» 過剰症はないとされている。

欠乏症

» 壊血病が有名。小児の壊血病はメラー・バロウ症という。

(薗田 勝)

ナトリウム（Na）

sodium, natrium

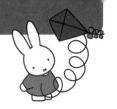

🕊 生理的機能

» ナトリウム（Na）は体液の主要な陽イオンで、大半は食塩として摂取する。Naは細胞内に比して細胞外に多く、細胞外液量を保持し浸透圧の維持に不可欠である。グルコースやアミノ酸の能動輸送のほか神経の刺激伝達にも関与する。

» Naによる血圧上昇にレニン・アンギオテンシン・アルドステロン系の調節不全が関与するとされている。アンギオテンシンⅡとアンギオテンシン変換酵素が鍵である。

» 一般成人の目標量は食塩相当量として男性7.5g/日未満、女性6.5g/日未満、食塩相当量はNa×2.54の関係にある。

🍒 多く含む食品

» 梅干しや漬物、ロースハムやプロセスチーズなど加工食品、スナック菓子に多い。過剰摂取に注意を要する。

🍒 過剰症

» Naの過剰摂取は高血圧の一因とされているが、遺伝素因も影響し明確ではない。胃がんのリスクが高まる。腎機能障害も関係するが浮腫をきたすこともある。

🍒 欠乏症

» 通常、欠乏することはない。下痢、嘔吐、大量の発汗で欠乏すると筋肉痛、痙攣、昏睡などを引き起こす。

（薗田 勝）

6

栄養素の基礎知識

カリウム(K)

kalium

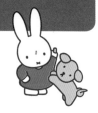

🦆 生理的機能

» カリウム(K)は大半が細胞内に含まれ、ナトリウム(Na)と同様に体液の浸透圧維持に不可欠な陽イオンである。筋収縮や神経の刺激伝達、糖代謝などに関与し、Kの高摂取は血圧低下に働く。

» 通常の食生活でKの過剰症や欠乏症は起こらないが、下痢や嘔吐、利尿薬により欠乏症をきたす場合がある。KはNaと腎再吸収で競合するため、Kの高摂取はNaの排出効果をもたらす。Kは細胞膜のNa,K-ポンプで能動輸送を受ける。Kは細胞内の、Naは細胞外の浸透圧維持にかかわる。

» 一般成人の目標量は男性は3,000mg/日以上、女性は2,600mg/日以上。耐容上限量は策定されていない。

🍒 多く含む食品

» 食品中のKはリン酸やタンパク質と結合している。海藻、豆、肉、野菜、穀類など通常摂取する食品に含まれる。

🍒 過剰症

» 5.5mEq/Lで高K血症と判定。通常は過剰症とならないが、腎排出障害により不整脈、血圧低下、心停止に至る。

🍒 欠乏症

» 3.5mEq/Lで低K血症と判定。摂取不足では食欲不振を、重度では筋肉麻痺や血圧低下による呼吸不全をきたす。

(薗田 勝)

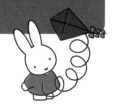

ミネラル

クロール (Cl)

chlorine

🦆 生理的機能

» 生体内には、抗生物質のクロラムフェニコールのように有機化合物として塩素が存在することはなく、塩化物、つまりクロールイオンとして分布している。Cl⁻は細胞外液に最も多く、血漿で103mEq/L、組織間液で108mEq/Lであり、細胞内では4mEq/Lと非常に少ない陰イオンである。

» Cl⁻はNa⁺などと同様に体液の浸透圧の調節と維持にかかわるほか、胃酸 (HCl) の成分として不可欠である。

» Cl⁻の腸からの吸収はすみやかで腎臓より排出される。Cl⁻の細胞膜流出入は、陰イオンに選択的なCl⁻チャネルを介して行われる。なお、塩素は有機塩素化合物として消毒薬や医薬品などの製造に利用されている。

» 摂取基準は策定されていない。

🍒 多く含む食品

» Cl⁻はNaCl (食塩) として、多くの加工食品やスナック菓子、漬物などに含まれており、過剰摂取に注意を要する。

🍒 過剰症

» 基準値は98〜108mEq/Lである。水分不足による高張性脱水症や食塩の過剰摂取においてみられる。

🍒 欠乏症

» 欠乏することはなく、過剰摂取のほうが問題である。

(薗田 勝)

6

栄養素の基礎知識

カルシウム(Ca)

calcium

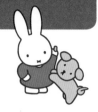

生理的機能

» カルシウム (Ca) は体重の約2％を占める。生体内で最も多いミネラルである。その約99％は骨と歯にヒドロキシアパタイトとして、残り1％は細胞外液などに存在する。骨形成や血液凝固、細胞内情報伝達、筋肉の収縮や白血球の食作用、マスト細胞からのヒスタミン分泌などに関与する。

» 健康成人の血漿Ca濃度は9〜10mg/dLに調節されている。腸管からの吸収、副甲状腺ホルモン (PTH) の作用による骨吸収、腎尿細管での再吸収がかかわる。カルシトニンは骨にCaを定着させる作用をもつ。腸管からのCa吸収は活性型ビタミンDにより促進される。シュウ酸やフィチン酸はCa吸収を阻害するが、乳酸カルシウムなどの吸収はよい。

» 一般成人の推奨量は男性700〜800mg/日、女性600〜650mg/日。耐容上限量は男女とも2,500mg/日である。

多く含む食品

» 干しエビやごまめなどの魚介類や海藻、ゴマ、乳製品、また大豆製品やカブ、大根、小松菜などの野菜にも多い。

過剰症

» 高カルシウム血症のほか、ミルク・アルカリ症候群がある。

欠乏症

» 骨塩量低下、発育不全、テタニーのほか骨粗鬆症の誘因。

(薗田 勝)

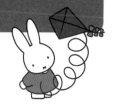

ミネラル

マグネシウム(Mg)
magnesium

生理的機能

» マグネシウム (Mg) はヘキソキナーゼなどのATP依存性酵素やエネルギー代謝に不可欠な酵素の補因子として、また細胞の構造維持やタンパク質合成に際してmRNAのリボソームへの付着の補助として機能している。ヒト体内量 (約30g) の約70%はリン酸塩として骨組織に、残りは筋や腎臓、血漿などに存在する。血中濃度は1.8～2.4mg/dLである。

» 腸管からの吸収率は20～40%だが、吸収後はすみやかに血中に移行する。クエン酸マグネシウムは大腸検査時に、酸化マグネシウムは便秘の緩和に下剤として用いられる。

» 一般成人の推奨量は男性320～370mg/日、女性260～290mg/日。耐容上限量は策定されていない。

多く含む食品

» インゲン豆や納豆のほか、海藻、種実類など。また、抹茶や紅茶、インスタントコーヒーにも多く含まれる。

過剰症

» 緩下剤として過剰摂取した場合などでは下痢を、腎不全では高Mg血症を起こす。心ブロック患者では静注禁忌。

欠乏症

» 通常は不足しないが、神経疾患や低マグネシウム血症のほか、Ca/Mg比が高い場合は虚血性心疾患のリスクが増す。

(薗田 勝)

6

栄養素の基礎知識

リン(P)

phosphorus

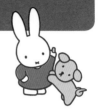

生理的機能

» リン (P) は生体のあらゆる組織細胞に不可欠で、CaやMg とヒドロキシアパタイトとして骨、歯、爪などの硬組織や 核酸やリン脂質、リンタンパク質、DNAやRNAなどに、リ ン酸として解糖系の中間体や補酵素に結合する。

» リン酸イオンは細胞内に多い陰イオンで強い緩衝作用をも ち、体液のpHを一定に保つよう調節する。

» 食品中のリン酸はCaと不溶性のリン酸カルシウムを形成す るため、Ca吸収を阻害する。食事由来のリン量が不足する ことはなく、血中リン濃度低下時には、小腸からの吸収と 腎尿細管からの再吸収が高まり調節される。

» 一般成人の目安量は男性1,000mg/日、女性 800mg/日。 耐容上限量は男女とも3,000mg/日と策定されている。

多く含む食品

» 動物性・植物性食品全般に豊富に含まれている。

過剰症

» 加工食品のリン含量が高いため過剰摂取が問題であり、腎 機能低下時の高リン血症や副甲状腺機能亢進がある。

欠乏症

» 血中リン濃度は恒常的に調節されるため欠乏症はないが、 くる病や骨軟化症の発症のほか骨折や筋力低下などがある。

(薗田 勝)

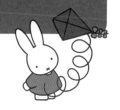

ミネラル

イオウ(S)

sulphur

🦆 生理的機能

» イオウ (S) は、硫酸イオンやコンドロイチン硫酸などのエステル型あるいはシステインなどの含硫アミノ酸として、また、チアミンやビオチンの成分として生体に存在する。そのため、インスリンやグルタチオンなどホルモンや酵素などはSを含む。ホモシステインやタウリンもSを含有する。

» タンパク質のシステイン残基にあるスルフヒドリル (チオール) 基は酵素の活性中心として機能するほか、ジスルフィド (S-S) 結合はタンパク質の高次構造に欠かせない。毛髪などのケラチンはS-S結合が多い。

» Sは外用薬として軟膏などに使用されており、水虫や疥癬（かいせん）などの皮膚疾患に対する効果が期待される。

» 摂取基準は策定されていない。

🍒 多く含む食品

» Sを多く含む食品はシスチン含量の高い食品のため、動物性食品に多いことになる。ニラ、タマネギなどにも多い。

🍒 過剰症

» 過剰症はとくに知られていない。

🍒 欠乏症

» 含硫アミノ酸不足で皮膚炎や吹き出物の可能性が高まる。

(薗田 勝)

6

栄養素の基礎知識

257

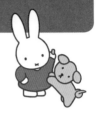

ミネラル

鉄 (Fe)
iron

🦆 生理的機能 ....

» 鉄 (Fe) は、赤血球のヘモグロビンや筋肉のミオグロビンの
  ヘム鉄として酸素の運搬と保持に関与する重要な微量元素
  である。生体中の鉄の約55%はヘモグロビンに、約10%は
  ミオグロビンに存在する。また、シトクロームやカタラーゼ、
  ペルオキシダーゼなどのヘム鉄は機能鉄として働く。

» 吸収された鉄はフェリチンとして肝臓や骨髄に蓄積され、
  トランスフェリンと結合して血中を循環する。

» 非ヘム鉄 (三価鉄) の吸収にはビタミンCによる還元が不可欠。

» 一般成人の推奨量は男性7.0〜7.5mg/日、女性月経なし：6.0
  〜6.5mg/日、月経あり：10.5〜11.0mg/日。耐容上限量は
  男性50mg/日、女性 40mg/日と策定されている。

🐷 多く含む食品

» 魚介、海藻類のほかレバーや卵黄、ニンニク、ゴマなどに
  多い。非ヘム鉄は植物性食品に含まれる。

🍒 過剰症

» 肝臓や脾臓に貯蔵鉄の滞留を認めるヘモシデローシスとそ
  の沈着があるヘモクロマトーシス (血色素症) がある。

🍒 欠乏症

» 鉄欠乏性貧血があり血清鉄とヘモグロビン濃度が低下する。
  無理なダイエットや偏食は鉄欠乏の原因となる。

(薗田 勝)

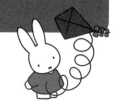

ミネラル

亜鉛(Zn)

zinc

🦆 生理的機能

» 亜鉛 (Zn) はすべての細胞に存在し、骨のほか肝・膵・腎臓にとくに多く、体液では精液に多い。ウリカーゼなどの酵素の金属成分としてその安定化と活性化に寄与し、抗酸化酵素 Cu/Zn-SOD の構成要素であるほか DNA や RNA 合成にも欠かせない。炭酸脱水酵素の活性中心にも必須である。また、メタロチオネインは Zn の貯蔵タンパク質である。

» Zn の吸収は上部消化管が主である。Zn の吸収率は摂取量が少ないと高まる。食物中のフィチン酸や食物繊維などが Zn の吸収を阻害する。

» 一般成人の推奨量は男性 10〜11mg/ 日、女性 8mg/ 日。耐容上限量は男性 40〜45mg/ 日、女性 30〜35mg/ 日である。

🍒 多く含む食品

» 動物性食品や穀類に多い。

🍒 過剰症

» とくにないが、大量摂取により鉄・銅の吸収が阻害される。高濃度の亜鉛は有害で蒸気吸入により四肢の痙攣をきたす。

🍒 欠乏症

» 味蕾の味細胞が亜鉛高含有量であるため、亜鉛摂取不足により味覚障害をきたす。ほかに成長障害や免疫能低下、皮膚炎、食欲不振、皮疹、創傷治癒障害などがある。

(薗田 勝)

6

栄養素の基礎知識

259

銅(Cu)
copper

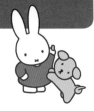

🦆 生理的機能 ....

» 銅 (Cu) は、微量だが多くの組織や細胞に広く分布していて、抗酸化酵素の SOD の活性中心として、またヘムの合成にも不可欠である。血漿中には銅タンパク質セルロプラスミンとして存在するほか、チロシナーゼやシトクローム c オキシダーゼ、ウリカーゼなどの酵素に必須である。

» Cu はメタロチオネインと結合して吸収され、排泄経路はおもに胆汁である。不足すると Fe の吸収量が低下して貧血をきたす。セルロプラスミンはヘモグロビン合成に不可欠である。育児用調製粉乳には Cu が強化されている。

» 一般成人の推奨量は男性 0.8〜0.9mg/日、女性 0.7mg/日。耐容上限量は男女とも 7mg/日と策定されている。

🍒 多く含む食品

» 牡蠣、牛レバー、豆、種実類に多い。

🍒 過剰症

» 過剰症は稀。タンパク質と結合していない Cu はすべて有毒で (金属中毒)、吐き気、嘔吐、下痢を起こす。ウィルソン病は遺伝子変異による過剰症であり、肝硬変をきたす。

🍒 欠乏症

» 皮下出血や貧血があるが、健常者には稀。先天性代謝異常症であるメンケス症候群は男性に特有な欠乏症である。

(薗田 勝)

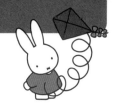

ミネラル

マンガン (Mn)
manganese

生理的機能

» マンガン (Mn) は鉄と共存して分布し、アルギナーゼのほか ミトコンドリアのピルビン酸カルボキシラーゼや抗酸化酵素 Mn-SOD などに必須である。また、多くの酵素の補因子と して、さらには、リン酸カルシウム生成促進作用による骨 形成のほか生殖機能などにも関与する。成人体内量約 15mg のうち 25% は骨にある。肝・膵・腎臓にも多い。

» Mn は小腸から吸収され、その排出経路は総胆管経由であ る。したがって、その糞中排泄量は摂取量に相当する。

» 一般成人の目安量は男性 4.0mg/ 日、女性 3.5mg/ 日。耐 容上限量は男女とも 11mg/ 日と策定されている。

多く含む食品

» 穀類、豆類、種実類のほか葉物野菜や海藻など植物性食品 に多く、動物性食品には少ない。

過剰症

» 脳への蓄積による脳症が知られているが、通常の食生活で は過剰症はないとされている。

欠乏症

» 通常、欠乏症はないが、中心静脈栄養での欠乏症はある。 なお、マンガン曝露中毒ではパーキンソン病症状とマンガ ン肺炎を引き起こす。

(薗田 勝)

6

栄養素の基礎知識

ヨウ素 (I)
iodine

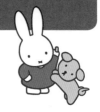

🦆 生理的機能

» ヨウ素 (I) は生体に 15〜20mg 含有されており、その 70〜80％が甲状腺に局在してサイロキシンなどの甲状腺ホルモンに組み込まれる。甲状腺ホルモンはタンパク質合成 (発育の促進) やエネルギー代謝 (基礎代謝亢進) などに関与する。海藻類は海水中のヨウ素を濃縮するため、通常の食事で海藻からヨウ素の必要量を摂取できるが、食事内容によっては摂取量が大きく変動する。

» 腸管からの吸収率は高く、またそのほとんどが尿中に排泄される。ヨウ素は消毒薬にも使用され、ヨードチンキ、ルゴール液、ポピドンヨードなどがある。

» 一般成人の推奨量は男女とも 130µg/日。耐容上限量は男女とも 3,000µg/日と策定されている。

🍒 多く含む食品

» 海藻類にとくに多い。

🍒 過剰症

» 我が国では過剰摂取による甲状腺機能悪化が懸念され、軽度では甲状腺機能障害が、重度では甲状腺腫を起こす。

🍒 欠乏症

» 甲状腺刺激ホルモンの分泌亢進により甲状腺腫をきたし、甲状腺機能が低下し、発育不全、クレチン病などを起こす。

(蘭田 勝)

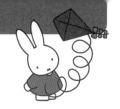

ミネラル

セレン（Se）

selenium

生理的機能

» セレン（Se）は、セレノシステインとしてタンパク質に組み込まれ、抗酸化酵素であるグルタチオンペルオキシダーゼの構成元素として、また甲状腺ホルモンの生理活性を高める機能にかかわる。Se化合物は有毒であり、またSeの欠乏量と中毒量（800μg以上）の幅が非常に狭い。

» ビタミンEなどの抗酸化物質と共役して活性酸素酸化障害から生体を防御している。

» 一般成人の推奨量は男性30μg/日、女性25μg/日。耐容上限量は男性400〜450μg/日、女性350μg/日である。

多く含む食品

» 動物の内臓、卵類、乳製品、魚介類、穀類に多い。穀物のその含量は土壌中のSe濃度に依存する。

過剰症

» 免疫抑制、HDL減少、神経障害などがある。1mg/日以上のサプリメント摂取は要注意である。

欠乏症

» 前立腺がんの可能性のほか、心筋症や成長障害、免疫能低下などがある。生体内抗酸化物質の不足と酸化ストレス亢進をきたす。克山病（コーシャン）、カシン・ベック病（変形成骨軟骨関節症）が有名である。

(薗田 勝)

6

栄養素の基礎知識

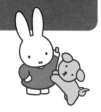

クロム (Cr)
chromium

生理的機能

» クロム (Cr) は生体内に広く分布する微量元素で、自然界の三価クロムに毒性はないが六価クロム化合物は猛毒である。

» クロムはもともと生体に吸収されにくい元素であるが、糖・脂質代謝に不可欠であるため必須栄養素とされた。小麦粉や米などを精白すると含有クロムの大半が消失する。

» 三価クロムがインスリン受容体のチロシンキナーゼ活性を上昇させるクロモデュリンと結合すると、グルコーストランスポーターが細胞膜上に発現しやすくなり、その結果、耐糖能が改善されると考えられている。

» 一般成人の目安量は男女とも 10μg/ 日。耐容上限量は男女とも 500μg/ 日。

多く含む食品

» レバー、エビ、海藻、ビール酵母や未精製の穀類に多い。

過剰症

» 吸収率が低いこと、ならびに三価クロムには毒性がほとんどないことから過剰症が問題になることはない。

欠乏症

» 長期間の中心静脈栄養において発症したクロム欠乏では、耐糖能の低下 (インスリン感受性の低下) をともなう糖代謝異常を示す。体重減少、末梢神経障害などをきたす。　　　(薗田 勝)

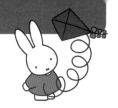

モリブデン（Mo）

molybdenum

 生理的機能 ···

» モリブデン（Mo）は、キサンチンオキシダーゼ（XOD）やアルデヒドデヒドロゲナーゼ（ALDH）、亜硫酸オキシダーゼ、ニトロゲナーゼなどに含まれる元素である。尿酸合成にかかわるXODの活性上昇で痛風の可能性が高まる。ALDHのサブタイプの1つはレチノールをレチノイン酸に、別のサブタイプはエタノールを酢酸に変換する。亜硫酸オキシダーゼは高毒性の亜硫酸イオンを低毒性の硫酸イオンに転換する。

» 亜硫酸オキシダーゼ遺伝子欠損症では、重度の神経障害と精神遅滞に至り死亡する。

» 成人推奨量は男性25〜30μg/日、女性25μg/日。耐容上限量は男性600μg/日、女性500μg/日。

🎵多く含む食品

» 牛乳や乳製品、豆類、レバーにとくに多い。ほかには穀類や種実類にも比較的多く含まれている。

🎵過剰症

» 過剰症はとくに知られていない。

🎵欠乏症

» 通常の食生活で不足することはないが、中心静脈栄養法施行時に、昏睡、夜盲症、呼吸数の増加などが認められている。また、欠乏症としてプリン体代謝障害がある。　　　（薗田　勝）

6

栄養素の基礎知識

フィトケミカル5種

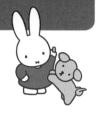

» フィトケミカルは、植物中に存在する色素や辛味成分などの化学物質の総称。抗酸化作用、抗菌作用などがあるとされ、その機能性に関心が高まっている。

カテキン	茶類に含まれるカテキンは、水溶性のポリフェノールに分類される、フラボノイドの一種である。カテキンの生理活性には、血圧上昇抑制作用、血中コレステロール調節作用、血糖値調節作用などが知られているが、重要なのは抗酸化作用である。
イソフラボン	大豆イソフラボンが有名。エストロゲンのリセプターと結合するため、エストロゲンに似た働きがあるとされる。ポリフェノールに分類されるフラボノイドである。特定保健用食品として「骨の健康維持に役立つ」と許可されたものもあるが、否定的な研究結果もある。サプリメントなどからの大量摂取には注意が必要である。
ヘスペリジン	ヘスペリジンは、温州ミカンやハッサクなどの果皮に含まれるフラボノイドであり、いわゆる陳皮に相当する。コレステロール低下作用や血圧低下作用、抗炎症作用などがあると動物実験で報告されているが、ヒトでの効果はいまだ確立されてはいない。
フェルラ酸	フェルラ酸はフェノール化合物で抗酸化作用をもつとされる。活性酸素種やラジカルと反応してそれらを消去するとされるが、その大半は動物実験やin vitroの結果によるものであり、ヒトに対する効果は未確定である。
クリプトキサンチン	β-クリプトキサンチンはカロテノイドの1つで、ビタミンAに転換されるプロビタミンAである。抗酸化活性が認められているが、ヒトにおける作用は未確定である。

(薗田 勝)

付録

日本人の食事摂取基準
2020年版

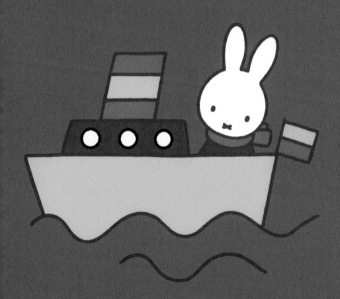

日本人の食事摂取基準
（2020年版）

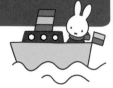

食事摂取基準では、エネルギーは推定エネルギー必要量（エネルギー出納が0となる確率が最も高い量）で、栄養素は次の5つの指標で設定されている。

　推定平均必要量：母集団の50%の人が必要量を満たすと推定される量。
　推奨量：母集団の97〜98%の人が必要量を満たすと推定される量。
　目安量：母集団の人がある一定の栄養状態を維持するのに十分な量。
　目標量：生活習慣病の一次予防を目的として、日本人が目標とすべき摂取量。
　耐容上限量：ほとんどすべての人に健康障害をもたらす危険がないとされる上限の量。

🧄 エネルギー

●エネルギーの食事摂取基準：推定エネルギー必要量（kcal/日）

性別	男性			女性		
身体活動レベル[1]	Ⅰ	Ⅱ	Ⅲ	Ⅰ	Ⅱ	Ⅲ
0〜5（月）	—	550	—	—	500	—
6〜8（月）	—	650	—	—	600	—
9〜11（月）	—	700	—	—	650	—
1〜2（歳）	—	950	—	—	900	—
3〜5（歳）	—	1,300	—	—	1,250	—
6〜7（歳）	1,350	1,550	1,750	1,250	1,450	1,650
8〜9（歳）	1,600	1,850	2,100	1,500	1,700	1,900
10〜11（歳）	1,950	2,250	2,500	1,850	2,100	2,350
12〜14（歳）	2,300	2,600	2,900	2,150	2,400	2,700
15〜17（歳）	2,500	2,800	3,150	2,050	2,300	2,550
18〜29（歳）	2,300	2,650	3,050	1,700	2,000	2,300
30〜49（歳）	2,300	2,700	3,050	1,750	2,050	2,350
50〜64（歳）	2,200	2,600	2,950	1,650	1,950	2,250
65〜74（歳）	2,050	2,400	2,750	1,550	1,850	2,100
75 以上（歳）[2]	1,800	2,100	—	1,400	1,650	—
妊婦（付加量）[3] 初期				+50	+50	+50
中期				+250	+250	+250
後期				+450	+450	+450
授乳婦（付加量）				+350	+350	+350

1 　身体活動レベルは、低い、普通、高いの3つのレベルとして、それぞれⅠ、Ⅱ、Ⅲで示した。

2 レベルⅡは自立している者、レベルⅠは自宅にいてほとんど外出しない者に相当する。レベルⅠは高齢者施設で自立に近い状態で過ごしている者にも適用できる値である。

3 妊婦個々の体格や妊娠中の体重増加量および胎児の発育状況の評価を行うことが必要である。

* ：活用に当たっては、食事摂取状況のアセスメント、体重および BMI の把握を行い、エネルギーの過不足は、体重の変化または BMI を用いて評価すること。

** ：身体活動レベルⅠの場合、少ないエネルギー消費量に見合った少ないエネルギー摂取量を維持することになるため、健康の保持・増進の観点からは、身体活動量を増加させる必要がある。

🍒 タンパク質

●タンパク質の食事摂取基準(g/日)

性別	男性				女性			
年齢	推定平均必要量	推奨量	目安量	目標量	推定平均必要量	推奨量	目安量	目標量
0〜5 (月)	—	—	10	—	—	—	10	—
6〜8 (月)	—	—	15	—	—	—	15	—
9〜11(月)	—	—	25	—	—	—	25	—
1〜2 (歳)	15	20	—	13〜20	15	20	—	13〜20
3〜5 (歳)	20	25	—	13〜20	20	25	—	13〜20
6〜7 (歳)	25	30	—	13〜20	25	30	—	13〜20
8〜9 (歳)	30	40	—	13〜20	30	40	—	13〜20
10〜11(歳)	40	45	—	13〜20	40	50	—	13〜20
12〜14(歳)	50	60	—	13〜20	45	55	—	13〜20
15〜17(歳)	50	65	—	13〜20	45	55	—	13〜20
18〜29(歳)	50	65	—	13〜20	40	50	—	13〜20
30〜49(歳)	50	65	—	13〜20	40	50	—	13〜20
50〜64(歳)	50	65	—	14〜20	40	50	—	14〜20
65〜74(歳)	50	60	—	15〜20	40	50	—	15〜20
75 以上(歳)	50	60	—	15〜20	40	50	—	15〜20
妊婦(付加量)								
初期					+0	+0	—	—
中期					+5	+5	—	—
後期					+20	+25	—	—
授乳婦(付加量)					+15	+20	—	—

(注は略した)

脂質

●脂質の食事摂取基準

脂質の総エネルギー摂取量に占める割合（％エネルギー）

性別	男性		女性	
年齢	目安量	目標量[1]	目安量	目標量[1]
0〜5 (月)	50	—	50	—
6〜11 (月)	40	—	40	—
1〜74 (歳)	—	20〜30	—	20〜30
75以上 (歳)	—	20〜30	—	20〜30
妊婦			—	20〜30
授乳婦			—	20〜30

1 範囲に関しては、おおむねの値を示したものである。

●飽和脂肪酸の食事摂取基準 (％エネルギー)[1,2]

性別	男性	女性
年齢	目標量	目標量
0〜2 (歳)	—	—
3〜14 (歳)	10以下	10以下
15〜17 (歳)	8以下	8以下
18〜74 (歳)	7以下	7以下
75以上 (歳)	7以下	7以下
妊婦		7以下
授乳婦		7以下

1 飽和脂肪酸と同じく、脂質異常症および循環器疾患に関与する栄養素としてコレステロールがある。コレステロールに目標量は設定しないが、これは許容される摂取量に上限が存在しないことを保証するものではない。また、脂質異常症の重症化予防の目的からは、200mg/日未満に留めることが望ましい。

2 飽和脂肪酸と同じく、冠動脈疾患に関与する栄養素としてトランス脂肪酸がある。日本人の大多数は、トランス脂肪酸に関する世界保健機関(WHO)の目標(1％エネルギー未満)を下回っており、トランス脂肪酸の摂取による健康への影響は、飽和脂肪酸の摂取によるものと比べて小さいと考えられる。ただし、脂質に偏った食事をしている者では、留意する必要がある。トランス脂肪酸は人体にとって不可欠な栄養素ではなく、健康の保持・増進を図るうえで積極的な摂取は勧められないことから、その摂取量は1％エネルギー未満に留めることが望ましく、1％エネルギー未満でもできるだけ低く留めることが望ましい。

●n−6系脂肪酸の食事摂取基準(g/日)

性別	男性	女性
年齢	目安量	目安量
0〜5 (月)	4	4
6〜11(月)	4	4
1〜2 (歳)	4	4
3〜5 (歳)	6	6
6〜7 (歳)	8	7
8〜9 (歳)	8	7
10〜11(歳)	10	8
12〜14(歳)	11	9
15〜17(歳)	13	9
18〜29(歳)	11	8
30〜49(歳)	10	8
50〜64(歳)	10	8
65〜74(歳)	9	8
75 以上(歳)	8	7
妊婦		9
授乳婦		10

●n−3系脂肪酸の食事摂取基準(g/日)

性別	男性	女性
年齢	目安量	目安量
0〜5 (月)	0.9	0.9
6〜11(月)	0.8	0.8
1〜2 (歳)	0.7	0.8
3〜5 (歳)	1.1	1.0
6〜7 (歳)	1.5	1.3
8〜9 (歳)	1.5	1.3
10〜11(歳)	1.6	1.6
12〜14(歳)	1.9	1.6
15〜17(歳)	2.1	1.6
18〜29(歳)	2.0	1.6
30〜49(歳)	2.0	1.6
50〜64(歳)	2.2	1.9
65〜74(歳)	2.2	2.0
75 以上(歳)	2.1	1.8
妊婦		1.6
授乳婦		1.8

●コレステロールの摂取について

食事からのコレステロール摂取量については、2010年版食事摂取基準にあったコレステロールの目標量（成人男性750mg/日未満、成人女性600mg/日未満）が、2015年版から削除されている。摂取量が多いと、動脈硬化を要因とする循環器疾患が増えるという科学的根拠は乏しいという理由からである。2020年版でも同様である。

ただし、コレステロールの摂取に上限量が存在しないとはいいきれないため、日本動脈硬化学会の脂質異常症ガイドラインを援用し、脂質異常症の重症化を防ぐには、1日の摂取量を200mg以下にするのが望ましいという注釈がつけ加えられた。ちなみに卵1個のコレステロール量が約200mgである。過剰摂取を防ぐという観点からのことであるが、健常者の適切な摂取量はなお定まっていない。

糖質

●炭水化物の食事摂取基準(%エネルギー)

性別	男性	女性
年齢	目標量[1, 2]	目標量[1, 2]
0〜11(月)	—	—
1〜74(歳)	50〜65	50〜65
75 以上(歳)	50〜65	50〜65
妊婦		50〜65
授乳婦		50〜65

1 範囲に関しては、おおむねの値を示したものである。
2 アルコールを含む。ただし、アルコールの摂取を勧めるものではない。

食物繊維

●食物繊維の食事摂取基準(g/日)

性別	男性	女性
年齢	目標量	目標量
0〜2 (歳)	—	—
3〜5 (歳)	8 以上	8 以上
6〜7 (歳)	10 以上	10 以上
8〜9 (歳)	11 以上	11 以上
10〜11(歳)	13 以上	13 以上
12〜14(歳)	17 以上	17 以上
15〜17(歳)	19 以上	18 以上
18〜29(歳)	21 以上	18 以上
30〜49(歳)	21 以上	18 以上
50〜64(歳)	21 以上	18 以上
65〜74(歳)	20 以上	17 以上
75 以上(歳)	20 以上	17 以上
妊婦		18 以上
授乳婦		18 以上

🧄 ビタミン

●ビタミンAの食事摂取基準(μgRAE/日)[1]

性別	男性				女性			
年齢	推定平均必要量[2]	推奨量[2]	目安量[3]	耐容上限量[3]	推定平均必要量[2]	推奨量[2]	目安量[3]	耐容上限量[3]
0〜5 (月)	—	—	300	600	—	—	300	600
6〜11(月)	—	—	400	600	—	—	400	600
1〜2 (歳)	300	400	—	600	250	350	—	600
3〜5 (歳)	350	450	—	700	350	500	—	850
6〜7 (歳)	300	400	—	950	300	400	—	1,200
8〜9 (歳)	350	500	—	1,200	350	500	—	1,500
10〜11(歳)	450	600	—	1,500	400	600	—	1,900
12〜14(歳)	550	800	—	2,100	500	700	—	2,500
15〜17(歳)	650	900	—	2,500	500	650	—	2,800
18〜29(歳)	600	850	—	2,700	450	650	—	2,700
30〜49(歳)	650	900	—	2,700	500	700	—	2,700
50〜64(歳)	650	900	—	2,700	500	700	—	2,700
65〜74(歳)	600	850	—	2,700	500	700	—	2,700
75 以上(歳)	550	800	—	2,700	450	650	—	2,700
妊婦(付加量)								
初期					+0	+0	—	
中期					+0	+0	—	
後期					+60	+80	—	
授乳婦(付加量)					+300	+450	—	

1 レチノール活性当量(μgRAE)

=レチノール(μg)+ β-カロテン(μg)×1/12 + α-カロテン(μg)×1/24

+ β-クリプトキサンチン(μg)×1/24 +そのほかのプロビタミンAカロテノイド(μg)×1/24

2 プロビタミンAカロテノイドを含む。

3 プロビタミンAカロテノイドを含まない。

● ビタミンDの食事摂取基準(μg/日)[1]

性別	男性		女性	
年齢	目安量	耐容上限量	目安量	耐容上限量
0～5 (月)	5.0	25	5.0	25
6～11(月)	5.0	25	5.0	25
1～2 (歳)	3.0	20	3.5	20
3～5 (歳)	3.5	30	4.0	30
6～7 (歳)	4.5	30	5.0	30
8～9 (歳)	5.0	40	6.0	40
10～11(歳)	6.5	60	8.0	60
12～14(歳)	8.0	80	9.5	80
15～17(歳)	9.0	90	8.5	90
18～29(歳)	8.5	100	8.5	100
30～49(歳)	8.5	100	8.5	100
50～64(歳)	8.5	100	8.5	100
65～74(歳)	8.5	100	8.5	100
75 以上(歳)	8.5	100	8.5	100
妊婦			8.5	―
授乳婦			8.5	―

1 日照により皮膚でビタミンDが産生されることを踏まえ、フレイル予防を図る者はもとより、全年齢区分を通じて、日常生活において可能な範囲内での適度な日光浴を心がけるとともに、ビタミンDの摂取については、日照時間を考慮に入れることが重要である。

●ビタミンEの食事摂取基準(mg/日)[1]

性別	男性		女性	
年齢	目安量	耐容上限量	目安量	耐容上限量
0 ～ 5 (月)	3.0	—	3.0	—
6 ～11(月)	4.0	—	4.0	—
1 ～ 2 (歳)	3.0	150	3.0	150
3 ～ 5 (歳)	4.0	200	4.0	200
6 ～ 7 (歳)	5.0	300	5.0	300
8 ～ 9 (歳)	5.0	350	5.0	350
10～11(歳)	5.5	450	5.5	450
12～14(歳)	6.5	650	6.0	600
15～17(歳)	7.0	750	5.5	650
18～29(歳)	6.0	850	5.0	650
30～49(歳)	6.0	900	5.5	700
50～64(歳)	7.0	850	6.0	700
65～74(歳)	7.0	850	6.5	650
75 以上(歳)	6.5	750	6.5	650
妊婦			6.5	—
授乳婦			7.0	—

1 α−トコフェロールについて算定した。α−トコフェロール以外のビタミンEは含んでいない。

●ビタミンKの食事摂取基準(μg/日)

性別	男性	女性
年齢	目安量	目安量
0 ～ 5 (月)	4	4
6 ～11(月)	7	7
1 ～ 2 (歳)	50	60
3 ～ 5 (歳)	60	70
6 ～ 7 (歳)	80	90
8 ～ 9 (歳)	90	110
10～11(歳)	110	140
12～14(歳)	140	170
15～17(歳)	160	150
18～74(歳)	150	150
75 以上(歳)	150	150
妊婦		150
授乳婦		150

●ビタミンB₁の食事摂取基準(mg/日)[1,2]

性別	男性			女性		
年齢	推定平均必要量	推奨量	目安量	推定平均必要量	推奨量	目安量
0〜 5 (月)	—	—	0.1	—	—	0.1
6〜11(月)	—	—	0.2	—	—	0.2
1〜 2 (歳)	0.4	0.5	—	0.4	0.5	—
3〜 5 (歳)	0.6	0.7	—	0.6	0.7	—
6〜 7 (歳)	0.7	0.8	—	0.7	0.8	—
8〜 9 (歳)	0.8	1.0	—	0.8	0.9	—
10〜11(歳)	1.0	1.2	—	0.9	1.1	—
12〜14(歳)	1.2	1.4	—	1.1	1.3	—
15〜17(歳)	1.3	1.5	—	1.0	1.2	—
18〜29(歳)	1.2	1.4	—	0.9	1.1	—
30〜49(歳)	1.2	1.4	—	0.9	1.1	—
50〜64(歳)	1.1	1.3	—	0.9	1.1	—
65〜74(歳)	1.1	1.3	—	0.9	1.1	—
75 以上(歳)	1.0	1.2	—	0.8	0.9	—
妊婦(付加量)				+0.2	+0.2	—
授乳婦(付加量)				+0.2	+0.2	—

1 チアミン塩化物塩酸塩(分子量 =337.3)の重量として示した。
2 身体活動レベルⅡの推定エネルギー必要量を用いて算定した。
特記事項：推定平均必要量は、ビタミンB₁の欠乏症である脚気を予防するに足る最
　　　　小必要量からではなく、尿中にビタミンB₁の排泄量が増大し始める摂取量(体内飽
　　　　和量)から算定。

●ビタミンB₂の食事摂取基準(mg/日)¹

性別	男性			女性		
年齢	推定平均必要量	推奨量	目安量	推定平均必要量	推奨量	目安量
0〜5 (月)	—	—	0.3	—	—	0.3
6〜11(月)	—	—	0.4	—	—	0.4
1〜2 (歳)	0.5	0.6	—	0.5	0.5	—
3〜5 (歳)	0.7	0.8	—	0.6	0.8	—
6〜7 (歳)	0.8	0.9	—	0.7	0.9	—
8〜9 (歳)	0.9	1.1	—	0.9	1.0	—
10〜11(歳)	1.1	1.4	—	1.0	1.3	—
12〜14(歳)	1.3	1.6	—	1.2	1.4	—
15〜17(歳)	1.4	1.7	—	1.2	1.4	—
18〜29(歳)	1.3	1.6	—	1.0	1.2	—
30〜49(歳)	1.3	1.6	—	1.0	1.2	—
50〜64(歳)	1.2	1.5	—	1.0	1.2	—
65〜74(歳)	1.2	1.5	—	1.0	1.2	—
75 以上(歳)	1.1	1.3	—	0.9	1.0	—
妊婦(付加量)				+0.2	+0.3	—
授乳婦(付加量)				+0.5	+0.6	—

1 身体活動レベルⅡの推定エネルギー必要量を用いて算定した。

特記事項:推定平均必要量は、ビタミンB₂の欠乏症である口唇炎、口角炎、舌炎などの皮膚炎を予防するに足る最小量からではなく、尿中にビタミンB₂の排泄量が増大し始める摂取量(体内飽和量)から算定。

●ビタミンB₆の食事摂取基準(mg/日)¹

性別	男性				女性			
年齢	推定平均必要量	推奨量	目安量	耐容上限量²	推定平均必要量	推奨量	目安量	耐容上限量²
0〜 5 (月)	—	—	0.2	—	—	—	0.2	—
6〜11 (月)	—	—	0.3	—	—	—	0.3	—
1〜 2 (歳)	0.4	0.5	—	10	0.4	0.5	—	10
3〜 5 (歳)	0.5	0.6	—	15	0.5	0.6	—	15
6〜 7 (歳)	0.7	0.8	—	20	0.6	0.7	—	20
8〜 9 (歳)	0.8	0.9	—	25	0.8	0.9	—	25
10〜11 (歳)	1.0	1.1	—	30	1.0	1.1	—	30
12〜14 (歳)	1.2	1.4	—	40	1.0	1.3	—	40
15〜17 (歳)	1.2	1.5	—	50	1.0	1.3	—	45
18〜29 (歳)	1.1	1.4	—	55	1.0	1.1	—	45
30〜49 (歳)	1.1	1.4	—	60	1.0	1.1	—	45
50〜64 (歳)	1.1	1.4	—	55	1.0	1.1	—	45
65〜74 (歳)	1.1	1.4	—	50	1.0	1.1	—	40
75 以上 (歳)	1.1	1.4	—	50	1.0	1.1	—	40
妊婦 (付加量)					+0.2	+0.2	—	—
授乳婦 (付加量)					+0.3	+0.3	—	—

1 タンパク質の推奨量を用いて算定した (妊婦・授乳婦の付加量は除く)。
2 ピリドキシン (分子量 =169.2) の重量として示した。

●ナイアシンの食事摂取基準 (mgNE/日)[1, 2]

性別	男性				女性			
年齢	推定平均必要量	推奨量	目安量	耐容上限量[3]	推定平均必要量	推奨量	目安量	耐容上限量[3]
0〜5(月)[4]	—	—	2	—	—	—	2	—
6〜11(月)	—	—	3	—	—	—	3	—
1〜 2 (歳)	5	6	—	60(15)	4	5	—	60(15)
3〜 5 (歳)	6	8	—	80(20)	6	7	—	80(20)
6〜 7 (歳)	7	9	—	100(30)	7	8	—	100(30)
8〜 9 (歳)	9	11	—	150(35)	8	10	—	150(35)
10〜11(歳)	11	13	—	200(45)	10	10	—	150(45)
12〜14(歳)	12	15	—	250(60)	12	14	—	250(60)
15〜17(歳)	14	17	—	300(70)	11	13	—	250(65)
18〜29(歳)	13	15	—	300(80)	9	11	—	250(65)
30〜49(歳)	13	15	—	350(85)	10	12	—	250(65)
50〜64(歳)	12	14	—	350(85)	9	11	—	250(65)
65〜74(歳)	12	14	—	300(80)	9	11	—	250(65)
75 以上(歳)	11	13	—	300(75)	9	10	—	250(60)
妊婦(付加量)					+0	+0	—	—
授乳婦(付加量)					+3	+3	—	—

1 ナイアシン当量(NE)=ナイアシン+1/60 トリプトファンで示した。
2 身体活動レベルⅡの推定エネルギー必要量を用いて算定した。
3 ニコチンアミドの重量(mg/日)、( )内はニコチン酸の重量(mg/日)。
4 単位は mg/日。

●ビタミンB₁₂の食事摂取基準(μg/日)¹

性別	男性			女性		
年齢	推定平均必要量	推奨量	目安量	推定平均必要量	推奨量	目安量
0〜 5 (月)	—	—	0.4	—	—	0.4
6〜11 (月)	—	—	0.5	—	—	0.5
1〜 2 (歳)	0.8	0.9	—	0.8	0.9	—
3〜 5 (歳)	0.9	1.1	—	0.9	1.1	—
6〜 7 (歳)	1.1	1.3	—	1.1	1.3	—
8〜 9 (歳)	1.3	1.6	—	1.3	1.6	—
10〜11 (歳)	1.6	1.9	—	1.6	1.9	—
12〜74 (歳)	2.0	2.4	—	2.0	2.4	—
75 以上 (歳)	2.0	2.4	—	2.0	2.4	—
妊婦(付加量)				+0.3	+0.4	—
授乳婦(付加量)				+0.7	+0.8	—

1 シアノコバラミン(分子量 =1,355.37)の重量として示した。

●葉酸の食事摂取基準(μg/日)¹

性別	男性				女性			
年齢	推定平均必要量	推奨量	目安量	耐容上限量²	推定平均必要量	推奨量	目安量	耐容上限量²
0〜 5 (月)	—	—	40		—	—	40	
6〜11 (月)	—	—	60		—	—	60	
1〜 2 (歳)	80	90	—	200	90	90	—	200
3〜 5 (歳)	90	110	—	300	90	110	—	300
6〜 7 (歳)	110	140	—	400	110	140	—	400
8〜 9 (歳)	130	160	—	500	130	160	—	500
10〜11 (歳)	160	190	—	700	160	190	—	700
12〜14 (歳)	200	240	—	900	200	240	—	900
15〜17 (歳)	220	240	—	900	200	240	—	900
18〜29 (歳)	200	240	—	900	200	240	—	900
30〜64 (歳)	200	240	—	1,000	200	240	—	1,000
65〜74 (歳)	200	240	—	900	200	240	—	900
75 以上 (歳)	200	240	—	900	200	240	—	900
妊婦(付加量) ³, ⁴					+200	+240	—	—
授乳婦(付加量)					+80	+100	—	—

1 プテロイルモノグルタミン酸(分子量 =441.40)の重量として示した。
2 通常の食品以外の食品に含まれる葉酸(狭義の葉酸)に適用する。
3 妊娠を計画している女性、妊娠の可能性がある女性および妊娠初期の妊婦は、
　 胎児の神経管閉鎖障害のリスク低減のために、通常の食品以外の食品に含まれ
　 る葉酸(狭義の葉酸)を 400μg/日摂取することが望まれる。
4 付加量は、中期および後期にのみ設定した。

●パントテン酸の 食事摂取基準(mg/日)

性別	男性	女性
年齢	目安量	目安量
0～5 (月)	4	4
6～11(月)	5	5
1～2 (歳)	3	4
3～5 (歳)	4	4
6～7 (歳)	5	5
8～9 (歳)	6	5
10～11(歳)	6	6
12～14(歳)	7	6
15～17(歳)	7	6
18～29(歳)	5	5
30～49(歳)	5	5
50～64(歳)	6	5
65～74(歳)	6	5
75 以上(歳)	6	5
妊婦		5
授乳婦		6

●ビオチンの 食事摂取基準(μg/日)

性別	男性	女性
年齢	目安量	目安量
0～5 (月)	4	4
6～11(月)	5	5
1～2 (歳)	20	20
3～5 (歳)	20	20
6～7 (歳)	30	30
8～9 (歳)	30	30
10～11(歳)	40	40
12～14(歳)	50	50
15～17(歳)	50	50
18～29(歳)	50	50
30～49(歳)	50	50
50～64(歳)	50	50
65～74(歳)	50	50
75 以上(歳)	50	50
妊婦		50
授乳婦		50

●ビタミンCの食事摂取基準(mg/日)[1]

性別	男性			女性		
年齢	推定平均 必要量	推奨量	目安量	推定平均 必要量	推奨量	目安量
0〜5 (月)	—	—	40	—	—	40
6〜11(月)	—	—	40	—	—	40
1〜2 (歳)	35	40	—	35	40	—
3〜5 (歳)	40	50	—	40	50	—
6〜7 (歳)	50	60	—	50	60	—
8〜9 (歳)	60	70	—	60	70	—
10〜11(歳)	70	85	—	70	85	—
12〜14(歳)	85	100	—	85	100	—
15〜64(歳)	85	100	—	85	100	—
65〜74(歳)	80	100	—	80	100	—
75 以上(歳)	80	100	—	80	100	—
妊婦(付加量)				+10	+10	—
授乳婦(付加量)				+40	+45	—

1 L-アスコルビン酸(分子量 =176.12)の重量で示した。
特記事項：推定平均必要量は、ビタミンCの欠乏症である壊血病を予防するに足る最小量からではなく、心臓血管系の疾病予防効果および抗酸化作用の観点から算定。

🦴ミネラル

●ナトリウムの食事摂取基準(mg/日、( )は食塩相当量[g/日])[1]

性別	男性			女性		
年齢	推定平均 必要量	目安量	目標量	推定平均 必要量	目安量	目標量
0〜5 (月)	—	100(0.3)	—	—	100(0.3)	—
6〜11 (月)	—	600(1.5)	—	—	600(1.5)	—
1〜2 (歳)	—	—	(3.0未満)	—	—	(3.0未満)
3〜5 (歳)	—	—	(3.5未満)	—	—	(3.5未満)
6〜7 (歳)	—	—	(4.5未満)	—	—	(4.5未満)
8〜9 (歳)	—	—	(5.0未満)	—	—	(5.0未満)
10〜11 (歳)	—	—	(6.0未満)	—	—	(6.0未満)
12〜14 (歳)	—	—	(7.0未満)	—	—	(6.5未満)
15〜17 (歳)	—	—	(7.5未満)	—	—	(6.5未満)
18〜74 (歳)	600(1.5)	—	(7.5未満)	600(1.5)	—	(6.5未満)
75 以上 (歳)	600(1.5)	—	(7.5未満)	600(1.5)	—	(6.5未満)
妊婦				600(1.5)	—	(6.5未満)
授乳婦				600(1.5)	—	(6.5未満)

1 高血圧および慢性腎臓病 (CKD) の重症化予防のための食塩相当量の量は、男
女とも6.0g/日未満とした。

●カリウムの食事摂取基準(mg/日)

性別	男性		女性	
年齢	目安量	目標量	目安量	目標量
0〜5(月)	400	—	400	—
6〜11(月)	700	—	700	—
1〜2(歳)	900	—	900	—
3〜5(歳)	1,000	1,400以上	1,000	1,400以上
6〜7(歳)	1,300	1,800以上	1,200	1,800以上
8〜9(歳)	1,500	2,000以上	1,500	2,000以上
10〜11(歳)	1,800	2,200以上	1,800	2,000以上
12〜14(歳)	2,300	2,400以上	1,900	2,400以上
15〜17(歳)	2,700	3,000以上	2,000	2,600以上
18〜74(歳)	2,500	3,000以上	2,000	2,600以上
75以上(歳)	2,500	3,000以上	2,000	2,600以上
妊婦			2,000	2,600以上
授乳婦			2,000	2,600以上

●カルシウムの食事摂取基準(mg/日)

性別	男性				女性			
年齢	推定平均必要量	推奨量	目安量	耐容上限量	推定平均必要量	推奨量	目安量	耐容上限量
0〜5(月)	—	—	200	—	—	—	200	—
6〜11(月)	—	—	250	—	—	—	250	—
1〜2(歳)	350	450	—	—	350	400	—	—
3〜5(歳)	500	600	—	—	450	550	—	—
6〜7(歳)	500	600	—	—	450	550	—	—
8〜9(歳)	550	650	—	—	600	750	—	—
10〜11(歳)	600	700	—	—	600	750	—	—
12〜14(歳)	850	1,000	—	—	700	800	—	—
15〜17(歳)	650	800	—	—	550	650	—	—
18〜29(歳)	650	800	—	2,500	550	650	—	2,500
30〜74(歳)	600	750	—	2,500	550	650	—	2,500
75以上(歳)	600	700	—	2.500	500	600	—	2,500
妊婦(付加量)					+0	+0	—	—
授乳婦(付加量)					+0	+0	—	—

●マグネシウムの食事摂取基準(mg/日)

性別	男性				女性			
年齢	推定平均必要量	推奨量	目安量	耐容上限量[1]	推定平均必要量	推奨量	目安量	耐容上限量[1]
0〜5 (月)	—	—	20	—	—	—	20	—
6〜11(月)	—	—	60	—	—	—	60	—
1〜2 (歳)	60	70	—	—	60	70	—	—
3〜5 (歳)	80	100	—	—	80	100	—	—
6〜7 (歳)	110	130	—	—	110	130	—	—
8〜9 (歳)	140	170	—	—	140	160	—	—
10〜11(歳)	180	210	—	—	180	220	—	—
12〜14(歳)	250	290	—	—	240	290	—	—
15〜17(歳)	300	360	—	—	260	310	—	—
18〜29(歳)	280	340	—	—	230	270	—	—
30〜49(歳)	310	370	—	—	240	290	—	—
50〜64(歳)	310	370	—	—	240	290	—	—
65〜74(歳)	290	350	—	—	230	280	—	—
75 以上(歳)	270	320	—	—	220	260	—	—
妊婦(付加量)					+30	+40	—	—
授乳婦(付加量)					+0	+0	—	—

1 通常の食品以外からの摂取量の耐容上限量は、成人の場合350mg/日、小児では 5mg/kg体重/日とした。それ以外の通常の食品からの摂取の場合、耐容上限量は 設定しない。

付

日本人の食事摂取基準

●リンの食事摂取基準(mg/日)

性別	男性		女性	
年齢	目安量	耐容上限量	目安量	耐容上限量
0 ～ 5 (月)	120	―	120	―
6 ～11(月)	260	―	260	―
1 ～ 2 (歳)	500	―	500	―
3 ～ 5 (歳)	700	―	700	―
6 ～ 7 (歳)	900	―	800	―
8 ～ 9 (歳)	1,000	―	1,000	―
10～11(歳)	1,100	―	1,000	―
12～14(歳)	1,200	―	1,000	―
15～17(歳)	1,200	―	900	―
18～74(歳)	1,000	3,000	800	3,000
75 以上(歳)	1,000	3,000	800	3,000
妊婦			800	―
授乳婦			800	―

●マンガンの食事摂取基準(mg/日)

性別	男性		女性	
年齢	目安量	耐容上限量	目安量	耐容上限量
0 ～ 5 (月)	0.01	―	0.01	―
6 ～11(月)	0.5	―	0.5	―
1 ～ 2 (歳)	1.5	―	1.5	―
3 ～ 5 (歳)	1.5	―	1.5	―
6 ～ 7 (歳)	2.0	―	2.0	―
8 ～ 9 (歳)	2.5	―	2.5	―
10～11(歳)	3.0	―	3.0	―
12～14(歳)	4.0	―	4.0	―
15～17(歳)	4.5	―	3.5	―
18～74(歳)	4.0	11	3.5	11
75 以上(歳)	4.0	11	3.5	11
妊婦			3.5	―
授乳婦			3.5	―

●鉄の食事摂取基準(mg/ 日)[1]

性別	男性			女性				
				月経なし		月経あり		
年齢	推定平均 必要量	推奨量	耐容 上限量	推定平均 必要量	推奨量	推定平均 必要量	推奨量	耐容 上限量
6〜 11(月)	3.5	5.0	—	3.5	4.5	—	—	—
1〜 2 (歳)	3.0	4.5	25	3.0	4.5	—	—	20
3〜 5 (歳)	4.0	5.5	25	4.0	5.5	—	—	25
6〜 7 (歳)	5.0	5.5	30	4.5	5.5	—	—	30
8〜 9 (歳)	6.0	7.0	35	6.0	7.5	—	—	35
10〜11(歳)	7.0	8.5	35	7.0	8.5	10.0	12.0	35
12〜14(歳)	8.0	10.0	40	7.0	8.5	10.0	12.0	40
15〜17(歳)	8.0	10.0	50	5.5	7.0	8.5	10.5	40
18〜29(歳)	6.5	7.5	50	5.5	6.5	8.5	10.5	40
30〜49(歳)	6.5	7.5	50	5.5	6.5	9.0	10.5	40
50〜64(歳)	6.5	7.5	50	5.5	6.5	9.0	11.0	40
65〜74(歳)	6.0	7.5	50	5.0	6.0	—	—	40
75 以上(歳)	6.0	7.0	50	5.0	6.0	—	—	40
妊婦(付加量) 初期				+2.0	+2.5	—	—	—
中期・後期				+8.0	+9.5	—	—	—
授乳婦(付加量)				+2.0	+2.5	—	—	—

1 0〜5 (月) の目安量は男女とも0.5mg / 日とした。

●亜鉛の食事摂取基準(mg/日)

性別	男性				女性			
年齢	推定平均必要量	推奨量	目安量	耐容上限量	推定平均必要量	推奨量	目安量	耐容上限量
0〜5 (月)	—	—	2	—	—	—	2	—
6〜11(月)	—	—	3	—	—	—	3	—
1〜2 (歳)	3	3	—	—	2	3	—	—
3〜5 (歳)	3	4	—	—	3	3	—	—
6〜7 (歳)	4	5	—	—	3	4	—	—
8〜9 (歳)	5	6	—	—	4	5	—	—
10〜11(歳)	6	7	—	—	5	6	—	—
12〜14(歳)	9	10	—	—	7	8	—	—
15〜17(歳)	10	12	—	—	7	8	—	—
18〜29(歳)	9	11	—	40	7	8	—	35
30〜64(歳)	9	11	—	45	7	8	—	35
65〜74(歳)	9	11	—	40	7	8	—	35
75 以上(歳)	9	10	—	40	6	8	—	30
妊婦(付加量)					+1	+2	—	—
授乳婦(付加量)					+3	+4	—	—

●銅の食事摂取基準(mg/日)

性別	男性				女性			
年齢	推定平均必要量	推奨量	目安量	耐容上限量	推定平均必要量	推奨量	目安量	耐容上限量
0〜5 (月)	—	—	0.3	—	—	—	0.3	—
6〜11(月)	—	—	0.3	—	—	—	0.3	—
1〜2 (歳)	0.3	0.3	—	—	0.2	0.3	—	—
3〜5 (歳)	0.3	0.4	—	—	0.3	0.3	—	—
6〜7 (歳)	0.4	0.4	—	—	0.4	0.4	—	—
8〜9 (歳)	0.4	0.5	—	—	0.4	0.5	—	—
10〜11(歳)	0.5	0.6	—	—	0.5	0.6	—	—
12〜14(歳)	0.7	0.8	—	—	0.6	0.8	—	—
15〜17(歳)	0.8	0.9	—	—	0.6	0.7	—	—
18〜74(歳)	0.7	0.9	—	7	0.6	0.7	—	7
75 以上(歳)	0.7	0.8	—	7	0.6	0.7	—	7
妊婦(付加量)					+0.1	+0.1	—	—
授乳婦(付加量)					+0.5	+0.6	—	—

●ヨウ素の食事摂取基準(μg/日)

性別	男性				女性			
年齢	推定平均必要量	推奨量	目安量	耐容上限量	推定平均必要量	推奨量	目安量	耐容上限量
0〜5(月)	—	—	100	250	—	—	100	250
6〜11(月)	—	—	130	250	—	—	130	250
1〜2(歳)	35	50	—	300	35	50	—	300
3〜5(歳)	45	60	—	400	45	60	—	400
6〜7(歳)	55	75	—	550	55	75	—	550
8〜9(歳)	65	90	—	700	65	90	—	700
10〜11(歳)	80	110	—	900	80	110	—	900
12〜14(歳)	95	140	—	2,000	95	140	—	2,000
15〜17(歳)	100	140	—	3,000	100	140	—	3,000
18〜74(歳)	95	130	—	3,000	95	130	—	3,000
75 以上(歳)	95	130	—	3,000	95	130	—	3,000
妊婦(付加量)					+75	+110	—	—[1]
授乳婦(付加量)					+100	+140	—	—[1]

1 妊婦および授乳婦の耐容上限量は、2,000μg/日とした。

●セレンの食事摂取基準(μg/日)

性別	男性				女性			
年齢	推定平均必要量	推奨量	目安量	耐容上限量	推定平均必要量	推奨量	目安量	耐容上限量
0〜5(月)	—	—	15	—	—	—	15	—
6〜11(月)	—	—	15	—	—	—	15	—
1〜2(歳)	10	10	—	100	10	10	—	100
3〜5(歳)	10	15	—	100	10	10	—	100
6〜7(歳)	15	15	—	150	15	15	—	150
8〜9(歳)	15	20	—	200	15	20	—	200
10〜11(歳)	20	25	—	250	20	25	—	250
12〜14(歳)	25	30	—	350	25	30	—	300
15〜17(歳)	30	35	—	400	20	25	—	350
18〜74(歳)	25	30	—	450	20	25	—	350
75 以上(歳)	25	30	—	400	20	25	—	350
妊婦(付加量)					+5	+5	—	—
授乳婦(付加量)					+15	+20	—	—

●クロムの食事摂取基準（μg/日）

性別	男性		女性	
年齢	目安量	耐容上限量	目安量	耐容上限量
0～5（月）	0.8	—	0.8	—
6～11（月）	1.0	—	1.0	—
1～17（歳）	—	—	—	—
18～74（歳）	10	500	10	500
75以上（歳）	10	500	10	500
妊婦			10	—
授乳婦			10	—

●モリブデンの食事摂取基準（μg/日）

性別	男性				女性			
年齢	推定平均必要量	推奨量	目安量	耐容上限量	推定平均必要量	推奨量	目安量	耐容上限量
0～5（月）	—	—	2	—	—	—	2	—
6～11（月）	—	—	5	—	—	—	5	—
1～2（歳）	10	10	—	—	10	10	—	—
3～5（歳）	10	10	—	—	10	10	—	—
6～7（歳）	10	15	—	—	10	15	—	—
8～9（歳）	15	20	—	—	15	15	—	—
10～11（歳）	15	20	—	—	15	20	—	—
12～14（歳）	20	25	—	—	20	25	—	—
15～17（歳）	25	30	—	—	20	25	—	—
18～29（歳）	20	30	—	600	20	25	—	500
30～49（歳）	25	30	—	600	20	25	—	500
50～64（歳）	25	30	—	600	20	25	—	500
65～74（歳）	20	30	—	600	20	25	—	500
75以上（歳）	20	25	—	600	20	25	—	500
妊婦（付加量）					+0	+0	—	—
授乳婦（付加量）					+3	+3	—	—

ミッフィーの早引き栄養の基本ハンドブック
2020年最新改訂版

2020年10月30日　初版第1刷発行
2023年 3 月17日　　　第2刷発行

監修者　　中村丁次
　　　　　足立香代子
　　　　　川島由起子

発行者　　澤井聖一

発行所　　株式会社エクスナレッジ
　　　　　〒106-0032
　　　　　東京都港区六本木7-2-26
　　　　　https://www.xknowledge.co.jp/

問合せ先　編集 Tel 03-3403-1381
　　　　　　　　Fax 03-3403-1345
　　　　　　　　info@xknowledge.co.jp
　　　　　販売 Tel 03-3403-1321
　　　　　　　　Fax 03-3403-1829

欧文・略語索引 (ABC順)

和文索引 (50 音順)